李明忠名老中医辑录(二)

主　编　孙振杰　韩守峰　王　美
副主编　(以姓氏笔画为序)
　　　　巩瑞红　孙红敏　李长凯　李学民
　　　　李　鹏　郭海英　崔云刚
主　审　李明忠

中医古籍出版社

图书在版编目（CIP）数据

李明忠名老中医辑录. 二/孙振杰，韩守峰，王美主编. –北京：中医古籍出版社，2018.8

ISBN 978–7–5152–1526–6

Ⅰ. ①李… Ⅱ. ①孙…②韩… Ⅲ. ①中医临床–经验–中国–现代 Ⅳ. ①R249.7

中国版本图书馆 CIP 数据核字（2017）第 191418 号

李明忠名老中医辑录（二）

主编 孙振杰 韩守峰 王 美

责任编辑	刘 婷
封面设计	韩博玥
出版发行	中医古籍出版社
社　　址	北京东直门内南小街 16 号（100700）
印　　刷	北京京都六环印刷厂
开　　本	710mm×1000mm　1/16
印　　张	16.75
字　　数	230 千字
版　　次	2018 年 8 月第 1 版　2018 年 8 月第 1 次印刷
印　　数	0001～2000 册
书　　号	ISBN 978–7–5152–1526–6
定　　价	68.00 元

序

名老中医李明忠，自1961年考入山东中医学院始，即潜心治学，锲而不舍。我们与其相处二十多年，深感李老前辈的为人处世，待人言表，教人钦佩。他嗜读如命，孜孜以求，手不释书，除重病住院外，没有一天不读书。他严尊孔圣教诲的、毛泽东主席极力倡导的"对自己学而不厌，对他人诲人不倦"之信念，自立"读、写、背、用"四字计划。他确实读过不少书，经、史、子、集、古今中外，诗词歌赋、小说散文等都多有涉猎。对四书五经、中医经典、老庄学及佛学，为教别人，他更是深读、熟背。他经常说读书是一个不断变化的过程，随着主客观情况的不断变化，读书重点就需要予以必要的调整。他还常说，读书是终身事业，需要有强大的经久不衰的动力做支撑，否则很难做到持之以恒。动力在哪里？他认为主要来自学习、临证、著述等的需要。具体讲，便是来自对国家、对人民的责任感和使命感，来自实现自我价值的成就感。这些实实在在无法回避的东西，会给人提供取之不尽、用之不竭的力量，那就是在实践中逐渐形成，并不断强化的兴趣爱好。就前辈自己而言，1999年退休后，本可什么也不做，颐养天年，但长期形成的对临床及诲人的依恋与习惯，使他实在无法切断与病人、情手同道、与读书、与著书立说的联系。他每年都撰写数万字的养生、医道、诗联等文字。他认为每每读书，都觉得津津有味，其乐无穷。每与中青年学友交流学习心得，实感到精神振奋，情深意长。

前《李明忠名老中医辑录》的出版，汇集了李老嗜读、善写的学习精神，反映了李老"老骥伏枥、志在千里"的学习志向，体现了李老"痴心岐黄、悟奉橘杏"的传承梦想。虽年逾古稀，仍孜孜不倦、勤求古训，诲人医理，令人敬佩，虽几经病魔缠身，仍伏案中医，济世救人，汇笔医理，令病患赞誉；虽学术渊博，仍不遗余力，奋力前行，殚精竭虑，可谓一代名师。我辈后学即使千言万语，也不能完全表达对恩师的敬佩，更不能完全通晓恩师之智理，实难诠其修身、养心之心理。为实现李老的传承梦，实现振兴、繁荣中医药的中国梦，吾意努力继续整理、参悟李老医案医话，修稿《李明忠名老中医辑录（二）》。传承李明忠名老中医学术思想，以示后学。

医院跻身三级甲等中医院之列，可谓人才济济，事业振兴。我们切望与大家真诚团结，取长补短，发扬刻苦读书、努力钻研精神，携手并肩，与时俱进，传承创新，共影辉煌。

本书编辑承蒙名老中医李明忠老师指导，大部分医案医话系李老手记，无私奉献，深表感谢！易理、颐养其意深奥，乃其真切感悟，经典其中，与众共勉，语理之偏，盼同道予以纠正。

编者

乙未年季冬末

目 录

一、随心记 …………………………………………………（1）

二、学习医易遂愿 …………………………………………（16）

三、《黄帝内经》中名言警句及七段原文赏释 ……………（34）

四、医案、医话 ……………………………………………（94）

五、张锡纯《医学衷中参西录》方歌 ……………………（148）

六、柳少逸《人癌之战与三十六计》方歌 ………………（205）

七、邹平县三位名中医简介 ………………………………（249）

八、山东扁鹊国医学校八级新生开学典礼上讲话 ………（258）

一、随心记

"医为仁术,功与良相等。"意为良相燮理阴阳,平治天下;良医燮理阴阳,挽回造化,亦即"医道之大尚也,其上医国,其下医人,而身之所系,抑其小哉"!

为医之道,贵在方法。方不在名而在灵,药不在多而在精。

作为一名医生,读书贵在活用,精研贵在临证,临证贵在方法。

作为一名医生,应白日应诊,夜间研读岐黄,并做到持身俭朴,爱书为命,勤求古训,博采众方,运用于临床。要以教学相长,诲人不倦的精神,因材施教,指导学生学会学习,循序渐进。也能熟读静思,遇病方可妙手回春。

为适应兴趣广泛,除精于医药外,应兼通书画,喜研周易,学好佛释道。

为医要医德高尚,待患如亲,如遇贫困,应助资给药,急人之急,有任侠风。要淡泊宁静,不慕荣利,以"君子之交淡如水"律己。

用寒凉药时需防苦寒伤胃及苦燥伤津,温里时需防温燥耗液。遣药与用量宜中鹄而止,勿使过之,伤其正也。

为医要潜心钻研,独探实蕴。要精读四书五经。不管寒暑交易,要奋志芸窗,不能做到通宵达旦,亦当制订学习计划,凡《黄帝内经》《难经》《神农本草经》《伤寒杂病论》《针灸甲乙经》《类经图翼》《医门法律》《医学心悟》《千金要方》《本草流经》《类经》诸温病书等,中医经典和历代名著,均要用心研习,以达临证时一隅三反,触类旁通。

为医要崇尚明代名医张景岳，以其学验俱丰，于医学之外，兼通天文、律吕、象数学。

五更泻者，命门火衰，大肠虚寒者，此其常也；血瘀者，此其变也。清代王清任《医林改错》论述总体上有瘀血，方剂隔下逐瘀汤化裁，复获良效。

为医读书当别具慧眼，不死于句下，于无文处求文，于无字处求字。成模者，常也；活法者，变也。声东击西，见明察暗，知常达变，百治不殆。

为医要平易近人，人缘广博，桑梓情厚，临床时应胆大心细，行方智圆，谨守"病机""审证求因""脉证合参"之规范，必能挽回沉疴。尤以道德为重，以解除病人疾苦为己任。省疾问病之际，深究医理，详察形候，付以至精至诚之意。尝闻："良医处世，心存仁义。博览群书，精通医道，不矜名，不计利，此其立德也；挽回造化，而起沉疴，此其主功也。"法当效之。

通天解结汤，乃为"治伤寒诸结：——气、痰、水、冷、胸、肠、脏、腑、幽门、阑门、热，共十一结也。该汤疗效卓著，概因诸结通治之机，在于枢机得调，升降开合有序。少阳之枢，"为入病之门户，出病之道路，故方内寓小柴胡汤，以冀结散证除。曾治一阑尾周围脓肿：孙某，男，36岁，患该病20余天，曾予抗生素治疗两周，虽体温降至正常，疼痛有减，但右下腹包块仍在，舌干口燥，大便秘结，四至五天一行，溺黄，脉滑大无力，舌红绛，苔黄厚而燥。予以通天解结汤加味，并配生大黄，生栀子研末醋调外敷，服药十余剂，包块若失，又加减服十余剂而痊，未复发。

医有慧眼，眼在局外；医有慧心，心在兆前。

为医要时时以唐代医家孙思邈所著《大医精诚》教诲自己，并要以"医之为道，至精至微，明辨而行之，则可以济众；冒昧而施之，适足以杀人"为师训。所以在临证中，要铭记"阴阳之事至微，死生之事至大"，做到胆大心细，行方智圆，谨守"审证求因、脉证合参"规矩准绳，以医德为重，以仁慈为怀，以"济生"为己任，以为病人解除疾苦而后乐。

周岩《本草思辨录》有云："人知辨证难，甚于辨药；熟知方之不效，由于不识症者半，由于不识药者亦半。识证矣而药不当，非特不效，抑且害。"故有一病，必有一药，病千变，药亦千变，能精悉其气味，则千百药中，任举一二种用之则通神，不然虽多而罔效，足见"辨本草者，医学之始也"。

医者，"贵临机之通变，勿执一之成模"。成模者，规矩也。荀子《劝学篇》有云："木直中绳，其曲中规。虽有槁暴，不复挺者，揉使之然也。"无规矩不成方圆，通变者，运巧也。《劝学篇》又云："……登高而招，臂非加长也，而见者远；顺风而呼，声非加疾也，而闻者彰；假舆马者，非利足也，而致千里；假舟楫者，非能水也，而绝江河。君子非生也，善假于物也。"不能运巧，则无所谓规矩。"神形于规矩之中，巧不出于规矩之外"，中医药学无一不是常规，而临证实践却处处有技巧，若津津于常规，则作茧自缚；因证用方，则出神入化。故既要重规矩，又要运巧制宜，庶几左右逢源。

要精熟在临证中，根据季节，时令，气候变化和冷热失常，进行推理诊断、辨证求因与审因论治，方可全面，因辨证论治乃中医学术特点的集中表现。就是对于现代医学所诊断的疾病而言，中医治疗的主要依据仍然在于证。且不可受西医诊断之限，胶柱鼓瑟，束手受败。

古云："兵无常势，医无常形。能因敌变化而取胜，谓之神将；能因病变化而取胜，谓之神医。"兵家不谙通权达变，无以操出奇制胜之师；医家不能机圆法活，无以操出奇制胜之功。其理同也。药贵合宜，法当权变，知常达变，着手回春，拘方待病，适足偾事。

六淫七情相同，而罹受之人各异，禀赋有厚薄，质性有阴阳，性情有刚柔，年岁有长幼，形体有劳逸，心情有忧乐，天时有寒热，病程有新久。医者临证，大都权通达变而绝处逢生。至于因时、因地、因人制宜，而严加甄别，以择其精，由博返约，而后臻于精妙者少。

临证洞悉天地古今之理，南北高下之宜，岁时气候之殊，昼夜阴晴之变，方能谙达病机，把握治疗，此即五运六气、子午流注在临证中的现实意义。

"阳无阴则不长，阴无阳则不生。"肾阳不足或肝旺于上肾亏于下，必涉及肾阳，反之亦然。用真武汤加石决明、杜仲、寄生、桑葚子等药，疗效颇佳。其特点是附子与石决明等潜阳药物合用，交济阴阳，以求其平秘。药效殊异，确有异曲同工之妙。潜阳诸剂，潜降药首当其冲，对高血压病，而见肝阳上亢者，大有改善奇色，功效直截之誉。然潜阳药物质地沉重，药性沉降，且一般临证用量较大，长期服用，易现腹泻之弊端，故当中病即止，不可久用。

诚观《伤寒论》中，仲景用方，可谓炉火纯青，恰到好处。例如小承气汤、厚朴三物汤、大黄厚朴汤，均由大黄、枳壳、厚朴组成，用量不同，主药各异，则主治迥异。再如吴茱萸汤在《伤寒论》中三条：阳明篇用治"食谷欲吐"；少阳篇用治"少阳病吐利，手足厥冷，烦躁欲死"；厥阴篇用治"干呕、吐涎沫、头痛者"。《金匮要略》二条：一治呕而胸满者，一治与前厥阴篇同。仲景之所以异病同治，皆因肝肾虚寒，浊阴上逆所致。我在临证中，宗异病同治法，运用经方，临证化裁，见效尤捷，体验尤深。如应用小柴胡加龙牡汤治痰气郁结之癫，痰火上扰之狂，气逆痰阻之痫，肝气郁结之郁，痰气交阻之瘿，疗效满意。因此为小柴胡汤之变法，用以治上述之诸症，取其疏肝达郁、宁神除烦、降冲镇逆、化痰散结之功。

叶帅诗云："老夫喜作黄昏颂，满目青山夕照明。"我颇爱诵读。决心以前辈为榜样，做到一生勤奋，做人师表。今以栖身医林五十余载，年已逾花甲，虽退休十五年之多，但心并未退，当退而不休，为振兴中华，振兴中医，尚有"老骥伏枥，志在千里"的暮年壮志，在有生之年，将已所学，贡献给中医药事业。

治病用药，本贵精专，尤宜勇敢，反对用药庞杂。用攻之法，贵得其真，不可过也。用补之法，贵乎轻重有度，难从简也。

高脂血症：山楂、草决明、枸杞子开水冲泡代茶饮。

苦志读书，细心精研，融会辟经，贯穿百家。刻苦自励，奋发图成。

良医处世，不矜名，不计利，此其立德也；挽回造化，立起沉疴，此其立功也；阐发蕴奥，聿著方书，此其立言也。如一技三善俱存，方见心存仁义，谦和敦厚之医德。

无岐黄而根底不植，无仲景而法方不立，无诸名家而千病万端药证不备。故书宜多读，博览群书，可以增长见识；要有根底，即贯通《内经》《难经》《伤寒杂病论》《神农本草经》。自己当躬身力行，深研经典，旁及诸家，泛览沉酣，深造自得。

医之为道广博精深，非精不能明其理，非博不能至其约。临证当师古不泥古，创新不离宗。要善于化裁古方，别出新意。

凡人精血之司在命门，水谷之司在脾胃。脾胃者具坤顺之德，而有乾健之运也。故坤德或惭，补土以培其卑监，乾健消驰，益火以助其运转。迨土强火旺，则出纳自如，转输不息，即能食矣。

景岳有云："人身之病，变端无穷，其治法则千态万状，有不可以一例者。丹溪之治病也，总不出气、血、痰三者，三者之中，又多兼郁。"故临证应崇尚丹溪、东垣，景岳诊病杂病之法，因人之生，以气血为本，人之病，未有不先伤其气血者，故杂病主治首重气、血、痰、郁。

气血为脏腑功能活动的动力，临证重在"治病求本"。必须重视气与血的辨证施治，并有详尽的气血辨证施治规范，同时注重与现代医学的沟通，做到中医辨证与西医辨病相结合。气和血的治疗，崇东垣法临证中以"四君""四物"为主要方剂加减，方虽非新创，但加减化裁必有新意。如临证治疗再障贫血，临床表现为贫血、出血和感染倾向，属中医"血脱""虚劳"范畴。此即《灵枢》中"冲为血海，血海不足则身少血色，面无静光，是名"血脱"之意。本病病机实属心、肝、脾、肾四脏亏虚，心血虚则神不守舍，出现心悸、健忘、失眠多梦等症；肝血虚，虚阳上越，则有眩晕、耳鸣、乏力等症；脾气虚则胃纳不佳，少气懒言，形寒肢冷，大便溏泄等症；肾阳虚则腰脊酸疼，遗精阳痿等症；肾阴虚则潮热，耳鸣耳聋，头目眩晕，重则虚火上炎，迫血妄行，致各种出血；冲任失调致妇女月经失调。临床重在补气血，养心脾，益肝肾。

曾治一男性再障，处方如下：

炙黄芪、全当归、焦白术、大熟地、金樱子、淡寸云、破故纸、东阿胶、粉丹皮、女贞子、炙甘草。水煎分两次温服，并配以十全大补丸，佐服鲜泥鳅加减化裁，服药近五十天，症状悉除，实验室检查，诸项基本复常，追访十六年未见复发。

对血小板减少性紫癜，应重理血，以活血养阴法愈之：

处方：生黄芪、全当归、茜草炭、紫草、大生地、粉丹皮、鸡血藤、藕节、地骨皮、女贞子、大黄、大枣、甘草。水煎服。

大便潜血加侧柏炭，血尿者加血余炭、白茅根等。

辨证的关键在脏腑。即治病之要，以穷其所属为先，方能别阴阳于疑似之间，辨标本于隐微之际。有无之殊者，求其有无之所以殊；虚实之异者，责其虚实之所以异。

宫保汤治疗"子宫肌瘤"编歌："宫保汤治宫肌瘤，乌梅白芍文棱投。黄芪桂姜断茯苓，藻草相得益彰求。"

其为：海藻、甘草、乌梅、白芍、三棱、文术、黄芪、桂枝、炮姜、茯苓、川断，其中海藻、甘草相伍，属十八反，但对本病乃必用之品。因二药相伍，可增强海藻之作用，软坚散结之功远胜它药，若与活血化瘀药相合，则相得益彰，疗效尤佳，有服用百余剂者未发现任何副作用。

另一主药乌梅：止血软坚，平化恶肉，收涩止血之功。《本草求真》云："乌梅酸涩而温……如遇死肌恶肉，恶痣则除。"故平化恶肉消散肌瘤之功，以生乌梅为优，而止血之功，则以乌梅炭为佳。

石见穿，微苦辛平，除清热解毒外尚能活血散瘀镇痛，软坚散结，且不伤正气。辨证用于盆腔急慢性炎症及输卵管不通等症，每每用之，取效卓著，实为妇科之良药。

临床用药一般病要掌握在十味左右，复诊则紧扣病机，仔细斟酌，谨慎加减，以合病情，每获桴鼓之效。

知识源于勤学多读和临床实践，同时不断汲取各家之长，以充实和完善自己。读书应循序渐进，由浅入深，由简到繁，至融会贯通，再由博返约。约是知识的飞跃，非博不能致约，非约不能致精。

读书要坚持一个"勤"字，勤可补拙，日日诵习，贵在有恒。学古方要入细，学时方要务实，扎扎实实，不得疏粗。

要十分注意医德和学问的修养。一个医德高尚的医生，必然有学问，因学问不但是单纯的书本和文学知识，而是人生经验和临床经验的结合。必须随时随地树立有思想、有见地、有体验、有反省等，方能达到做人合乎医德规范，临床医术精湛。学问要从做人做事上去体会，带着感情为患者解除痛苦，为社会谋福利，是医德的最好体现。

一个医生的学术成就和医疗技术，不是靠虚张声势的宣传，而是靠自己的勤奋思考，认真研究和优异的医疗效果来证明。

一个临床医生，整天与病人打交道，最终就是处方下药。而这些方药并非独立于中医理法之外的东西，它是在中医的理论直接指导下和参与下形成的学科，理法方药都是祖国医学有机组成的整个学术体系。若忽略了中医的理法，也就无法正确认识应用中医的方和药。在忽视中医的理和法的情况下，应用中医的方和药，容易形成凭空下药，对号入座，以及头疼医头的流弊，甚至发展为废医存药的倾向。

高热效方——加减柴葛解肌汤

主治：外感高热，对某些内伤高热亦有良效。

组成：葛根20～100g　防风6～12g　荆芥6～12g　柴胡9～15g　薄荷9～12g　石膏30～100g　山药15～30g　党参24～30g　板蓝根30～45g　黄芩9～24g　甘草6～9g

水煎服，每日2剂，分四次，口服，六小时一次（体弱之人，小儿酌减）。

编诀：加减柴葛解肌汤，邪在三阳热势张。荆防参薄板蓝根，石膏芩草山药镶。

软坚散结消瘀汤（丸）（经验方）

主治：肝、脾、淋巴结肿大，及其他部位新生肿物。

组成：夏枯草15～30g　黄荆子15～30g　赤芍15～24g　丹皮12～15g　土贝母9～12g　清夏12～15g　薏米15～30g　水蛭3～9g　蜈蚣1～4条（研冲）　丹参15～30g　枳壳6～12g　仙鹤草30～45g　甘草6～12g

水煎服，每日一剂或制成蜜丸，9g一丸，1～2丸一次，每日2～3次。

编歌：软坚散结消瘀丸，枯草黄荆赤芍丹。
　　　夏薏蚣蛭土贝母，仙鹤丹参枳草联。
　　　肝脾淋巴结肿大，诸般新生肿物痊。

脑胶质细胞瘤方（经验方）

主治：脑胶质细胞瘤及其他颅脑恶性肿瘤。

组成：葛根30～45g　泽泻24～30g　赤芍15～24g　丹参

12～24g　蜈蚣2～4条　水蛭3～6g（研冲）　钩藤30g　山药15g　生石膏30～45g　细辛3～6g　泽兰12～15g　酸枣仁24～45g　甘草6～12g　土贝12～15g　清夏12g

水煎服，每日1～2剂，分2～4次口服。

编歌：脑质细胞肿瘤方，葛泽丹芍钩藤装。

蚣蛭膏薯酸枣仁，泽兰细辛草夏汤。

止血如圣散（经验方）

主治：吐、衄、呕、咯、便、尿血等。

组成：生地15～60g　仙鹤草30～100g　小蓟15～30g　大黄3～15g　白茅根30～100g　侧柏叶9～12g　黄芩6～24g　茜草根15～30g　阿胶10g（烊化）　赤芍15～20g　丹皮12～24g　甘草6g

水煎服，日一剂或制成粉剂，每次3～6g，每日2～4次冲服。

编歌：止血如圣功甚强，地仙芩茜胶大黄。

蓟侧赤丹草茅根，诸般出血取效良。

痛经宝（经验效方）

组成：当归15g　红花10g　丹参10g　五灵脂15g　三棱15g　文术15g　肉桂6g　木香10g　延胡索15g

功效：活血化瘀，温经通脉，止疼。

主治：

1. 痛经，气滞血瘀型与寒凝血瘀型。
2. 输卵管堵塞性与不孕症，胞脉瘀阻型。

服法：治疗痛经，经前5天服药，每天3次，每次10g，服至月经第1天止；治疗输卵管堵塞，主要用于宫腔注药或输卵管导管扩张术后预防再粘连，连续服药三个月，服法同上。

注意事项：服药期间禁食寒凉食品。

编歌：痛经宝系经验方，活化温通功效彰。

丹红文棱归灵脂，肉桂元胡广木香。

输管堵塞胞脉阻，痛经不孕均可戗。

益母生化汤（经验效方）

组成：桃仁 15g　当归 15g　川芎 15g　炮姜 10g　红花 15g　益母草 30g　马齿苋 30g　红糖 30g　黄酒 30g

功效：活血止血，祛瘀生新。

主治：人工流产，中晚期妊娠引产及足月分娩后均宜服用。

加减：气虚者加黄芪、党参、炒白术，血热者加黄芩、黄柏；血虚者加阿胶、人参；血瘀者加炒蒲黄。

编歌：益母生化汤，活止祛生方。
芎归桃红坤，齿苋糖酒姜。
人流引产娩，服之功效彰。
气虚参芪术，血热芩柏昌。
血虚加参胶，瘀者炒蒲黄。

感悟人生

仿佛几天前，还钟情地唱着"花儿与少年"，转眼之间，步入人生之秋，又改唱起"几度夕阳红"。

人操劳了大半辈子，至晚年，与世无争，应不再为名利所累，应该有一种超脱的心态。这时，应为感悟人生的最佳时机。与不少已退离休的老友闲聊，他们从内心深处发出了许多人生感悟，归纳之，则为：珍惜人生之短，爱惜人生之贵，人在现代社会要想不被淘汰，要活得有意义，就应以"求、实、乐"来面对人生。

求：就是求知，追求新知识。我们生活的这个时代，是知识爆炸的时代，新事物层出不穷。我们只有根据自身实际，不断求知创新，才能不落后于人生。

实：即充实也。从生命的本质上讲，其意义在于过程，而并非结果。只要你认真去做了，仔细去想了，努力过，拼搏过，即使没有取得所期望的成绩，人生也算没有遗憾，没有白活。

乐：就是通达，乐观。应该说这是一种积极的人生态度。其实，生活就是一面镜子，你笑它笑，你哭它哭。当身处逆境或痛苦袭来，你不妨苦中寻乐，勇敢面对。乐观的人生，才会让你感到生命的美丽。

贵在心情

读书时见到我国曾流传这样一个故事：有两个秀才一起去赶考，路上他们遇到一支出殡的队伍，看到一口黑乎乎的棺材。其中一个秀才立刻心里凉了半截，心想：完了完了，赶考之际居然遇到这个倒霉的棺材，于是心情一落千丈，当他走进考场，脑海中仍挥不掉那黑乎乎的棺材，考试时心情糟糕，文思枯竭，结果名落孙山。而另一个秀才，虽也看到了黑乎乎的棺材，但心里却想，棺材不就是：又有"官"又有"财"吗？好，好兆头，看来我今天鸿运当头了！于是，他十分兴奋，情绪高涨，进入考场后，文思泉涌，结果一举考中，金榜题名。回到家里，两个秀才都说："那棺材好灵啊！"其可谓心情决定成败，做人贵在心情。

大千世界，无奇不有。两个平素十分要好的朋友同时到医院检查身体，其中一位得了癌症，另一位得了一般常见病。但由于医生的疏忽，把他们的诊断结果搞了个"阴差阳错"。结果那位没得癌症的人以为自己得了癌症，整日抑郁寡欢，寝食不宁，没过一年便撒手西去。而那位真正得了癌症的以为自己不过得了是一般常见病，整天乐呵呵，能吃能睡，几年后好端端地活着。看来，心情的好坏，有时不但能决定一件事情的成败，甚至可能决定一个人的健康和生命。

人都希望心情快乐的工作和生活，如何快乐，除了物质财富能购买来一些暂时的快乐外，更多更长久的快乐应该是"乐由心生"。我国清代大思想家王志之的"六然"养心诀，可谓是拥有快乐的秘笈。其"六然"即：

1. 自我超然：就是自处时超逸洒脱，保持积极健康的心态，让心灵充满自由快意，乐由心生。

2. 处世蔼然：就是待人和气、和善、和蔼，让人感到可亲可近、与人为善、终善乐己。

3. 无事澄然：就是没事做时，心中与有事做时不仅一样踏实，而且更加清净怡然。

4. 处世断然：就是处理事情果断坚决，当断则断，不优柔寡断，不拖泥带水，始终保持着有激情和乐观向上的生存心态。

5. 得意淡然：就是当你春风得意、心想事成时，不要忘乎所以，不要太高兴，要把你的收获和成功看得淡一些。

6. 失意泰然：就是当你遇到挫折和失败时，仍然保持败不馁、气不懈的平和心态，不以物喜，不以己悲，以新的努力去迎接成功。

心情为贵，贵在心情，而快乐的心情需要自己去创造，去寻找，去把握。始终以积极的乐观心态对待每件事情和每天的生活，如此就会有发自内心的快乐心情。西方哲人柏拉图说得好："决定一个人的心情不在于环境，而在于心境。"

少而好学，如日出之阳；壮而好学，如日中之光；老而好学，如秉烛之明。好学，贯穿人生的一根红线，"活到老，学到老"，生命将永放光彩。

尝试，是生命旅途中最富有魅力的一幕。

尝试，是给生命注入了活力，是给未来带来生机。尝试，是增加一份经历，获得一种体验。尝试，是学会一种本领，得到一份真谛。

客观与主观的柔和，在尝试中获得最佳组合；理想与现实的重叠，在尝试中得到最完美的镶嵌。

尝试的真谛往往是苦涩的。害怕尝试失败，就永远攀不上成功的金字塔！

没有自信便没有成功。一个获得巨大成功的人，首先是因为他自信。

有人说，自信是成功的一半，这话很对。

自信的人依靠自己的力量，实现目标；自卑的人，则只有凭借侥幸。

古往今来，有许多失败者之所以失败，究其原因，不是因为无能，就是因为不自信。

自信，使不可能成为可能，使可能成为现实。不自信，使可能成为不可能，使不可能变成毫无希望。

一份自信一分成功，十分自信十分成功。当你总是在问自己，我能成功吗？这时你还难以摘取成功的花朵。当你满怀信心地对自己说，我一定能够成功，这时，人生收获的季节离你已经不太遥远了。

读书拙拟歌诀随记

七言句
——读《扶阳讲记》有悟

元亨利贞乾《周易》，春夏秋冬化四季。
生长收藏各得所，牝马之贞间过渡。
阳气天日上卫外，扶阳抑阴主根基。
人生之命火立极，阳主阴从蕴真理。

七言句
——小柴胡汤用法

小柴胡汤和解供，半夏人参甘草从。
更用黄芩加姜枣，少阳百病此方宗。
运用之妙存手心，匠心独运别面生。
虚人感冒产郁冒，黄疸盗汗烦躁统。
便秘咳嗽瘀血热，痄腮等病屡效应。

江氏尔逊老中医，答问解惑令人通。

十二消息卦歌

复临泰壮夬乾姤，遁否观剥坤二六。
农历十一复开始，依次推至坤最后。

乙未、孟春于忠信书屋

教学相长　学研医易
备课选录

前　言

近年来我发现，院药剂科主任张霄岳主任非常好学，他从网上购置了许多书，既有经典，也有业务，刻苦攻读，坚持不懈，几次切磋，看出他学识甚渊博，让我深感欣慰。今年 4 月 10 日他将《德明中医微信公众号文章汇总 2015 春季刊》二册送与我学习。忙里偷闲，挤时细阅，得知德明中医是由大千老师创建，致力于经典中医文化的研究、实践与传播，并在向中医从业者、爱好者推广经典中医，向大众普及中医健康知识及传统的健康生活方式。

大千老师在《学习中医的方法》中说道："中医这门学问不是学出来的，再跟大家说一遍，是悟出来的。我给大家讲一下我学中医的一些经历吧。我从《周易》开始学起，然后学的中医，不夸张地说，我学易和中医达到了如痴如狂的状态，什么叫如痴如狂呢？每天睁开眼睛就是它直到闭上眼睛，晚上做梦也是它，就像吃饭喝水呼吸一样，没有一刻离开了，这是我之前的学习状态。当然因缘也好，遇到了我的老师，但是和大家说，老师对我们有什么帮助呢？就是老师手指头一指，其他的路都由学生自己去走。我学易学医都是出于兴趣，如果大家没有这种兴趣，基本学不了易和医，没有办法学，因为这些知识的初期学习是很枯燥的，而且不一定能学好。很多老中医不是说过的吗，学一辈子不一定能学明白，确实如此。为什么没学明白呢？一个很重要原因就是没有全身心投入，只要全身心投入没有学不好的，到时候不是徒弟找师傅，而是师傅找徒弟。"

接着大千老师讲了一个小故事，即他学《周易》开悟的一个小故事。有学生问他开悟了吗？他说没有开悟，主要是看哪个层次嘛。人都有小悟嘛，由不断的小悟积攒成大悟，有渐悟和顿悟的区别嘛！开始渐悟，最终顿悟。他读的《周易》书最后都读烂了，边边角角封面封底都黑了，也是用功之勤吧！并没有人打着骂着他用功，是他自己太喜欢了，可以说喜欢到如痴如狂的地步，手边不能须臾离开这样的书，就是前面和大家说地睁眼就是它，这样积学三年。他背《周易》爻辞彖辞系辞整个的八八六十四卦，三百八十四爻，包括十翼，前面的文言，整个的系辞上、下，背这些书就像中医遇到故人一样，好像回到了自己的家乡，不得不背，就像有一种感情不断地去回忆，让人热泪盈眶，这就是他背书的感觉，可以说真是进入了状态。

我学用中医已五十四年，学习《周易》也三十多年，但并没有达到如痴如狂的学，也没有将两部经典完全背诵，与大千老师相比，实感愧疚。不过受到老师教诲启迪，自己已年逾古稀，视力减，耳又背，手亦拙，但还是乐意"活到老，学到老"。《学习医易遂愿》及所选录的部分记录，都是我学习《周易》和中医的收获及心得的真实写照，尚不完全，后将续加，以供爱好的同道参考，并作为共同"学而时习之，不亦说乎"的资料。

二、学习医易遂愿

《四库全书总目提要》载："易道广大，无所不包，旁及天文、地理、乐律、兵法、韵学、算术，以逮方外之炉火，皆可援易以为说，而好易者又援以入易，故易说至繁。"此乃切中易学肯綮，但说漏了一点，即医学也有"援易以为说"的。那么，医、易的关系究竟如何？其发展前景怎样？似有进一步探讨的必要。本文拟就《周易》的"经""传"和后世易学与中医的关系及景的略述拙见，以就正于同道。

一、《易经》与中医学

《易经》和《周易》古经，其基本的内容为六十四卦、三百八十四爻及其卦、爻辞。每卦先列卦形，次列卦名，再列卦辞。每爻亦先列爻题，后列爻辞。要探讨医易相关，先要看《易经》是否与《内经》相关，因为《内经》是中医学理论与临床的渊薮，《易经》和《内经》关系的密切与否决定着"易"与"医"的关系密切与否。现就以《易经》的基本内容为参照，结合《内经》来进行考察。

首先，看"卦形"。《易经》卦形由"– –""—"两个符号构成，这两个符号的产生及原始含义，《易经》本身未予说明，后世研究者有多种推测，众说不一，但现在认为它们是代表宇宙两种对立的方面或事物的符号这一点上，都是统一的。在《易经》卦、爻辞中，尚未出现"阴""阳"二字，符号"– –""—"是用"六""九"两个数字来表示。但"六"为"阴数"，"九"为"阳数"，乃是后世的理解，称"卦"、称"爻"以及用阴阳来称呼爻性也是从《易传》才开始。《庄子·天下篇》说"易以道阴阳",当是在阴阳学说流行之时战国中晚期之间为易学家所采用的,阴阳学说早在周幽王二年(公元前780年)的阳父已经说到(《国语·周语》),这当也是《周易》的著作时期,不过春秋时的《易》还没有阴阳说解的。因此,说《内经》的阴阳来源于《易经》,无疑是缺乏根据的。

《易经》中以"– –""—"六爻重叠为一组,则产生了六十四种组合方式,这就是"六十四卦"。六十四卦的排列方式,是"二二相对,非复则变"(孔颖达《周易正义·序卦疏语》)。即六十四卦顺序排列成三十二对,每对之间的关系或是"复"(如"屯""蒙"两卦是互相颠倒而成),或是"变"(如"乾""坤"两卦是爻性互变)。无论是爻符的相对还是卦的排列方式的"复"或"变",其中都包含了一种"两两相对""无独有偶"的辩证法思想,并且用了一种简单的符号形式表达,这的确是华夏祖先的一个创造,这一思维模式的启发作用,中华民族文化中充满辩证法的理论思维可以说正是从这里发端,作为中国传统科学文化之一的中医学,其中所包含的丰富辩证法思想,如果追本溯源的话,也可以说离不开这种思想的影响。但这种影响毕竟不是直接的,从符号"– –""—"到数字"六""九"再到"阴""阳"的范畴,中间经过了一系列的衍变环节,而且,在《内经》中从未出现过一个卦爻符号,也也从未用"六""九"作为阴阳之代表。《内经》以后的中医学也基本上不用卦爻的符号来表述医学理论,"六""九"两数字在中医学中也没有"对立统一"的意义,因此,中医学的理论思维模式并不直接源于《易经》。《内经》中并未出现卦爻系统的痕迹,说中医理论源于《易经》看起来根据是不足的。

其次,看卦名,《易经》六十四卦皆有卦名,大多数卦名基本上是该卦爻辞中心思想的概括。有少数卦名并不反映该卦中心思想,只有文字上的联系。翻开《内经》,会发现只是在《素问·天元纪大论》中引用古《太史天元册》时提到了"坤元"二字外，其余六十三卦卦名均未出现。而且"坤元"不是《易经》的提法，是《易传》才这样提的（《象》："至哉坤元"），这说明中医学在其理论形成之初，并未采用《易经》中的卦名作为基本范畴。虽然提到了个别概念，（如"坤元"），但也不是直接来自《易经》，而且未能直接推广运用。因此，从卦名上看，说《易经》是中医理论之源也是缺乏根据的。

最后，看卦、爻辞。《易经》卦、爻辞四百五十条（包括"乾"之"用九"与"坤"之"用六"两条）。这些卦、爻辞有的来源于筮辞，有的来源于民间民谣，其内容分厂广泛。但读时从中可以发现，其中涉及医药疾病的只有三条：一条是"无妄"卦中之"九五"爻辞，"无妄之疾，勿药有喜"；另一条是"鼎"卦之"九二"爻辞，"鼎有实；我仇有疾，不我能即，吉"；再一条是"复"卦卦辞，"出入无疾，朋来无咎"。就这些内容来看，要说它们对中医学的形成或发展会有什么重大影响，无疑也是说不过去的。此外，《易经》中还有一些包含着丰富辩证法思想的卦、爻辞，如反映发展变化，物极必反思想的"艮"卦、"乾"卦、"泰"卦、"渐"卦等的卦、爻辞，对后世哲学思想影响很大，但《内经》中就未发现这些卦、爻辞的痕迹。这些都说明，《易经》卦、爻辞及其思想对中医学的直接影响基本上不存在，对中医学的形成未发生直接作用。因此，从卦、爻辞看，说中医学理论源于《内经》也没有根据。

综上所述，可以得出一个初步结论，《易经》虽然有着极其丰富的自然社会历史内容，其中还包含着编著者的若干哲学思想，但直接与中医学有密切的关系的理论（如阴阳、精气、五行、藏象、经络等）或实践（如证候、症状、治疗、药物等）的内容都基本缺如。《内经》中虽然出现了《易》的蛛丝马迹（如"坤元"），但毕竟不是构成《内经》基本理论或范畴的概念。《易经》的卦形、卦名、卦爻辞及其六十四卦画系统模式亦未在中医学的形成和发展过程中发挥直接作用，因此，把《易经》作为中医学直接理论渊源是缺乏根据的。

二、《易传》与中医学

《易传》是《周易大传》的简称，是关于《易经》的最古的注解，共七种十篇，为《易经》的"羽翼"之作，故又称为"十翼"。它虽然都是注解《周易》的，但侧重点有所不同。有以注解为主者，有以引申发挥为主者，有以连贯综合六十四卦为主者，在注解、引申发挥和连贯综合的过程中，作者都是藉《易经》以阐述他们的宇宙观和人生哲学，不管其具体内容是否与《易经》原文相符，其结果是使《易经》和《易传》无论在内容上和功用上都已大不相同。前者是一本朴质的记载中国奴隶社会的自然社会历史事实并被卜筮者们加上吉、凶、悔、吝、厉、咎而作为占卜之用的书，后者则主要是综合卦、爻象和卦、爻辞来阐述秦汉以前的天道自然哲学观点，宣扬儒家人生观理论学的典籍了。

那么，《易传》与中医和《内经》学的关系怎样呢？下面仍以《易传》和《内经》的基本内容来进行比较对照考察。《易经》所阐述和引申发挥的哲学义理，主要来自于儒家、道家、阴阳家，其伦理学、人生观来源与儒家，其天道自然观则来源于道家，其中道家、阴阳家思想是用来为其伦理学、人生观等儒家政治修养服务的，因此，其道学、阴阳学思想偏重于儒学一派。《内经》哲学义理则偏重于道家、阴阳家思想中的"黄老"一派，这一派又主要是从稷下道家学派发展而来。《内经》中的儒家思想则很淡薄。正是由于《易传》和《内经》所共有的道学、阴阳学渊源，造成它们在天道观、宇宙论上有不少共同之处，有些地方甚至提法极其相似。例如：《易传》讲"阴阳不测之谓神"（《系辞·上》），《内经》亦讲"阴阳不测谓之神"（《素问·天元纪大论》）；《易传》

讲"大哉乾元，万物资始。……至哉坤元，万物滋生"（《系辞·上》），"天地相遇，品物咸章"（《象·下》），《内经》则引《天册太始元》讲"肇基化元，万物资始。……总统坤元……生生化化，品物咸章"（《素问·天元纪大论》）；《易传》说"一阴一阳之谓道"（《象·下》），《内经》也说"阴阳者，天地之道也"（《素问·阴阳应象大论》）。《易传》有天、地、人"三才之道"（《系辞·下》），《内经》亦有天地人"三部"之说（《素问·三部九候论》）。

但是，《易传》和《内经》的不同之处却更多。《内经》继承了《洪范》的五行学说和稷下学派的"精气"说，而《易传》却继承了《易经》的"八卦"说，对"精气"说只简单地提到了"精气为物"一句。《易传》提出了"天、地、水、火、雷、风、山、泽"八经卦的卦象，并由此推衍出六十四别卦的卦象，而《内经》普遍应用的是"木、火、土、金、水"五行体系而不把"雷""山""泽"作为基本概念来运用。《素问·阴阳应象大论》曾经提到了"天、地、风、雷、谷"五气，和八卦之象相比，少了"水、火、山、泽"，而又多了一个"谷"，显然不属于八卦系统。《内经》不讲"太极""两仪"，而是大讲"精气""阴阳"。同是阴阳学说，《易传》讲的是"阴阳四象"，而《内经》讲的是"三阴三阳"。《易传》大讲"象数"，《内经》则大讲"气象""藏象"，且明确指出："天地阴阳者，不以数推，以象之谓也。"（《素问·五运行大论》）《易传》推崇筮法，承认鬼神，强调象数，提出"天地之数，五十有五，此所以成变化而行鬼神也"（《系辞·上》），"鬼神害盈而福谦"《象·上》），"夫大人者……与鬼神合其吉凶"（《系辞·上》），等等。而《内经》则不崇筮法，不讲鬼神，指出"道无鬼神，独来独往"（《素问·保命全形论》），"拘于鬼神者，不可与言至德"（《素问·五脏别论》）。此外，《易传》中提出了"河图""洛书"，而《内经》中只提了

"九宫"。

综上所述，似乎又可以得出一个初步的结论，《易传》也不能说是中医学的直接理论渊源，只能说《易传》中的哲学思想与中医学的哲学思想有些是"同源"的，有些是"异源"的。同源的方面如两者的宇宙观、自然观都来源于道家、阴阳家，异源的方面如《易传》的八卦说、象数论来源于《易经》，而中医学五行说、精气说则来源于稷下学派的阴阳五行家，因此，"易学"和医学的哲学思想传统在理论模式上存在着明显区别的。"医易同源"一语，乃由明代医家张景岳所创，但必须注意到，他对"源"的理解是有具体含义的。他说："医易同源者，同此变化也。"什么变化呢？他指的"阴阳变化"："易者易也，具阴阳动静之妙；医者，意也，合阴阳消长之机。虽阴阳已备于内经，而变化莫大乎周易。故曰天人一理者，一此阴阳也；医易同原者，同此变化也。"并明确指出"欲赅医易，理只阴阳"（《类经附翼·医易》）。因此，所谓"医易同源"，并非指"医源于易"，而是指"医"与"易"在理论上同有"阴阳"为源，而其中的"易"，当指引进阴阳的《易传》以及以后之易学，并非《易经》本身。

三、后世医学与中医学

自《易传》以后，历代注易者不下三千余家。究其历史发展阶段看，有"汉易""宋易"之分；究其阐发《周易》思想的侧重点来看，有"象数"派与"义理"派之别。所谓"两派六宗，互相攻驳"，使易学愈来愈繁。从汉代孟喜、焦赣、京房等人提出"卦气"说之后，一些易学家在发挥《易传》的政治论思想之外，又把天文、历法、物候、乐律、天干、地支乃至炉火炼丹等与易学结合起来，形成繁杂的"后世易学"。和古代自然科学的比较有代表性的学说大概有以下几种：卦气说、乾坤二十八宿说、乾坤十二乐律说、十二辟卦节气说、周易参同契炼丹说等。考察上述五项

"易说"内容不难发现,这些易学家在用周易与自然知识互相结合时,主要是把自然知识与卦画系统相配。结合卦画、卦象和爻象做些解释,一般不涉及卦、爻辞,而且卦画系统也是根据需要来选择使用。例如"卦气"说是六十四卦皆用上了,"乾坤二十八宿"说则只采取乾坤十二爻交错排列使用,其他六十二卦则弃之不用;"乾坤十二乐律"说也是采取乾坤十二爻,但十二爻是顺序排列;"十二辟卦节气"说则采取十二经卦,另外五十二卦象亦弃之不用;《周易参同契》的炼丹说则更加灵活,在某些地方只选用乾坤六爻再加上"用九"。有时选用十二消息卦,有时只选用八经卦,有时则只选用四经卦,这些结合确实反映出了一种"援易以为说"中的各取所需的实用主义倾向。但也可以发现,上述易说中虽然采用的是不同卦爻系统,但又都保持了六十四卦系统所具有的一些基本特征。如对称性、平衡性、互补性、和谐性、连续性中的间断性与间断性中的连续性,等等。实际上继承了《易经》哲学中的辩证法思想精华,这点还是应该肯定的。

在两汉以前的医学著作中,尚未发现有关易学的内容。汉以后,上述易学在自然科学中的应用才开始影响到医学。最早"援易以入医"者要算晋朝的王叔和,他在《伤寒例》中引用了汉易的卦气说:"冬至之后,一阳爻升,一阴爻降也;夏至之后,一阳气上,一阴气下也。"后汉《中藏经》则开始提到卦名:"火来坎户,水到离扃。"唐初孙思邈虽然在其《千金方》中强调学医必须懂得"灼龟五兆、周易六壬",但这只不过是指出医者应该博学多识,懂得易道而已,并未直接用易理解说医理。到了唐末的王冰,才在注解《内经》时比较多地应用了易理,但这种应用基本上局限在乾坤坎离四卦的卦象或个别卦、爻辞上,对整个医学理论尚未产生影响。到了明代,张景岳继承了王冰这一作注并扩大了易理在医学中的应用。他认为:"易之为书,一言一字皆藏医学之指南;一象一爻,咸寓道生之心鉴。"(《类经附翼·医易义》),从而建立起了他的以象为基础的医易学。

张氏把《内经》中的阴阳、五行、精气等学说与宋易中的河图、洛书结合起来，用卦、爻、象数来加以阐释。初学归纳起来，主要有以下几点：把六十四卦的阴阳二气消长变化过程结合人体的生长壮衰过程用圆图模式表达出来，据此提出医学的任务在于预知阴阳升降之要、养生防衰；把人体五脏六腑与乾坤十二爻相配，用爻象来说明藏府阴阳之象；用河图洛书之象解释阴阳五行，总万变于命门水火。分析以上几点，可以看出张氏的医易体系，主要是在"阴阳同理"的基础上试图建立起一套"易学藏象"体系。他首先提出"乾坤十二爻藏象"，后又提出"河图洛书藏象"，最后则归结为一个"命门坎离（水火）藏象"。在此思想指导下创制了"左、右归饮"和"左、右归丸"四个处方，应用于临床。张景岳之后，尚有陈修园、唐宗海、郑钦安、吴鞠通、石寿堂等医家，也曾援用易说中某些卦象来解释医学中某些疾病的病机，但都不如张景岳那样应用于阐释整个中医理论。事实上，医易学自张景岳以后基本上未再继续向前发展。

四、医易学发展前景浅议

前人给我们开辟了医易结合的一条道路，但该路是否行得通，是否能为我们继承古代医学之精华，又促进中医学的现代化提供正确途径，则是我们后学者必须深入思考的问题。《易传·系辞》中说过："易有圣人之道四焉：以言者尚其辞，以动者尚其变，以制器者尚其象，以卜筮者尚其占。"这里的"易"当然是指《易经》。考历代医家在"援易以为说"时，"尚其辞""尚其占"者少，而"尚其象"者多。尚其象者又多以援引"乾""坤""坎""离"四卦之象为主。张景岳虽然已经知道"尚其变"，认为"变化莫大乎周易"，但他又陷于周易象数的形式变化中而难以自圆其说。我认为《周易》（包括"经""传"）的科学精华不在于它的各种卦画体系的形式，而在于这些卦画体系中所包含着的哲学意义和科学意义。无论是六十四卦模式（包括"复则变"顺序模式或方图圆图模式）、河图、洛书模式以及太极阴阳模式，甚至《内经》中的阴阳五行模式，形式虽然不同却都蕴含着一种事物运动变化、形成发展规律的深刻思想。《易传·系辞下》说："爻也者，效天下之动也。"说明卦画体系中爻的运动变化是代表宇宙万物运动变化的一种模式，具有普遍性的科学意义。下面举六十四卦方、圆图为例，试述其科学特征及其方法意义。

首先六十四卦由八卦相重而来，八卦又由阴爻、阳爻相重而来，实际上从一爻开始，每重上一爻，就可以成等比级数地增加卦数。六十四卦并不是极数，还可以在此基础上重之又重，无可限量（就像二进位制的两个数码不断的继续上去一样）。只不过在伏羲方、圆图的边上不断地增加"卦项"，这一重叠模式简明地体现了道家的"道生一，一生二，二生三，三生万物"，和儒家的"太极生两仪，两仪生四象，四象生八卦，八卦生万物"的发展进化思想。这种发展进化是由简单到复杂，由低级到高级，而且还包含着等级层次的系统有序原则。

其次，不管方图圆图，处在对称位置上的卦项所含的"爻项"分别是相反而又相成、相制约而又相补充的。它们各处位置不同，但又共同维系着整个卦画系统的对称、平衡和稳定。方圆图的卦项可以无限地增加上去。但无论增加到多少项，其整个体系的对称、平衡和稳定是不变的，这就体现出了一种"平衡和运动的活的统一"的辩证法思想。

第三，在方圆图中，方图上的卦项是把一个连续性的正方面积分割成一个离散性的矩阵形式，圆图上的卦项则是一个连续性的圆周分割成离散性的圆周，从而体现出了一个一个连续性过程与间断性过程的对立统一。而且，随着卦或爻的推移变化，又反映出"阴极变阳""阳极变阴"的"物极必反"的过程。

第四，上述发展变化的系统特征为我们提出了一种必须注重整体、放眼全局的调节控制方法。为了保持六十四卦系统的对称、和谐与稳定，就不能但考虑某一局部的变化，而是要看到所有可能的变化，从而提出相应的对策。由于系统的复杂性（非线性、多要素、多层次），就不能单由部分的变化相加来说明整体的变化，只能从信息的变化来把握系统，这就导致了六十四卦方圆图模式信息控制特征。

以上几点科学特征及其方法论在先、后天八卦以及河图、洛书中都同样存在，只不过是模式略为简单些。且是以黑、白点数的形式表示。20世纪90年代有学者研究，认为河、洛的黑白点所代表的意义亦是从爻、卦变化而来。

学术界早已公认，中医学在方法论上来看具有明显的系统论、控制论、信息论特征。那么，易学模式与中医模式无疑是有相通之处的。如何把易学模式与中医学模式结合起来，完善和发展中医学理论模式，这的确是个值得深入研究的课题，它对于促进中医学的现代化和世界化，无疑将具有十分重要的意义。但它必须注意两点：第一，不能简单地采用"援易以入医"甚至"援医以入易"的方法，更不能直接把"易"作为"医之源"来认识，中医理论之源在《内经》，中医临床之源在实践。易学模式只能作为中医理论模式之借鉴，不能生搬硬套。第二，各种易学模式提供给我们的只是一些高度抽象的理论模式，它是以一些"--""—"及其重迭数或以黑、白点数为基本要素的符号系统模型，这些符号的内在汉易还需要根据我们的实际研究对象来确定。如果把每卦、每爻或黑、白点作为"逻辑的项"来看待的话，那么要求代进去的"数"就必须有对立统一关系（相互对立、依存、渗透、互根等）属性的内容，我们不应脱离具体研究对象、内容以及反应该对象内容的信息而单用其中的"象"或"数"来牵强附会。

（参考文献从略）

二十八宿

中国古代把南中天的星宿分为二十八群，并且按照它们沿黄道分布一圈的方位和顺序，分为东西南北四组，分别为东方七宿、南方七宿、西方七宿、北方七宿。宿，是天上的房屋、宫阙的意思。每宿由多个星组成，有的则是一个大星团，如昴宿由1000多个星构成。

二十八宿之名称

东方苍龙七宿：角、亢、氐、房、心、尾、箕。
南方朱雀七宿：井、鬼、柳、星、张、翼、轸。
西方白虎七宿：奎、娄、胃、昴、毕、觜、参。
北方玄武七宿：斗、牛、女、虚、危、室、壁。

自编歌

东方青龙七宿起，角亢氐房心尾箕。
南方朱雀七宿临，井鬼柳星张翼轸。
西方白虎逆行三，奎娄胃昴毕觜参。
北方白虎七宿四，斗牛女虚危室壁。

如图示

我们祖先观察到的二十八宿，确实是一个完整的整体结构。这种整体结构，一是体现在二十八星宿按时间顺序逆时针运动，但它的整体的五行性质是相生的。冬天北方七宿旺相运动，春天东方七宿旺相运动等。二是它有一体化的联系性结构。五运六气篇有论述。三是它能够衍生新的气运。中医所称的五运六气，主要就是在此一环境中产生的。

大旺相

天上的二十八星宿分季节不同轮流旺相，冬三月北方七宿旺相，秋三月西方七宿旺相，夏三月南方七宿旺相，春三月东方七宿

二、学习医易遂愿　|　27

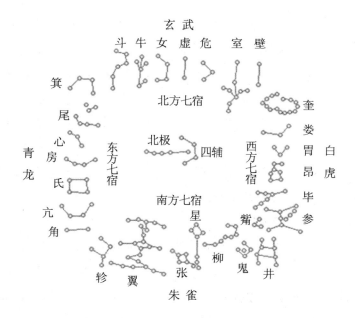

旺相（其中包括脾藏寄旺于四季各十八天，并于农历六月旺相）。而且，这二十八宿按四方分四季旺相的宇宙空间规律，直接影响人体五藏的旺相。春是肝藏与东方七宿同步旺相，余类推。而脾藏为土，旺相于四季。

1. 与天同运大旺相

人体肺、心、肝、肾四藏与二十八星宿中的四方星宿同步旺相，本来就是个奇迹。而且，进一步观察还会发现，这种旺相，和我们研究十二经时发现的十二正经旺相不是一回事，十二正经的旺相，相比之下是小旺相。

大旺相，是指二十八星宿一方旺相时，人体中肺、心、肝、肾相对应的一藏较强烈的旺相运动。这种旺相叫大旺相。七政也参与了大旺相。大旺相一次的时间，是一季。大旺相一周，是一年。之所以叫大旺相，是因为旺相强度大，时间长。

大旺相最重要的特点，一是与同性质的二十八星宿的一宿同步旺相运动、气交。二是旺相运动比十二经运动强烈得多，相比其藏腑，这一季中这一藏的旺相已经是占主导地位的运动。小旺相要受到大旺相的制约。大旺相时间也长得多，一个大旺相为一季。三是大旺相经常伴随着这个藏（如肝藏）中的真气进行复杂的、有轨道的运动，甚至会出现多真气、多轨道运动的情况。

人体五藏和二十八宿同步旺相，是客观存在的事实，也是中医的基本依据之一。

这种大旺相，一定和天上的二十八星宿的轮流旺相同步进行，都是在内证下进行具体观察的。

2. 脾藏的两类大旺相

第一类是每季最后 18 天的大旺相这种旺相和月亮处在最圆这一段直接相关。脾藏的第二类大旺相，是在每年的农历六月，这和太阳、地球直接相关。以中国北方来讲，时当夏至后，小暑和大暑这一段，人体中一阴已生，阴长阳消。第二类大旺相中间，还有一次月圆的过程。

3. 与时俱进的小旺相

在地球自转一周的二十四小时内，人体十二正经按着一个固定的顺序，每两个小时一支经络旺相，叫小旺相。小旺相一周为一天。二十八宿和七政全都参与了小旺相。和大旺相相比较，小旺相强度较弱，时间较短。

给二十八宿区分三阴三阳六经

西方七宿六经图

星名	光色描述	六经归属	归藏腑
奎	淡金黄色	阳明	大肠、胃
娄	更淡金黄色	少阳	胆
胃	黑色	中土	胃和脾
昴	少金黄色	太阳	心和全身
毕	浓的奶油色	厥阴	肝
觜	月青色	太阴	脾
参	浓黑	少阴	肾

二十八宿每方的七个星宿，确实存在着其下传的真气气色不同的情况。每个星宿下传的真气，全进入人体的不同藏腑，具有以一个藏腑或两个藏腑等为主的归经现象，这一点和中药根类相似。星星的真气，也是可以象中药一样，归入人体中的一经或数经，要不星宿下传给人体的真气就乱了。简言之，一星宿的真气，至少可以归于六经中的一经。

古代先贤早已经发现了这个现象。如西方七宿中的胃宿，真气为黑色，直接入胃腑和脾藏。昴宿，在西方七宿中多为值日星和主星，真气主要入心藏。心宿真气归于心脏，并辅助心脏部位的七十二候穴。

十二辟卦简解

编歌：复临泰壮夬乾姤，遁否观剥坤二六。

农历十一复开始，依次推至坤最后。

意思是说，十二辟卦从复卦开始，其对应的是农历十一月的变化，依次类推，复为十一月，临为十二月，泰为正月，大壮为二月，夬为三月，乾为四月，姤为五月，遁为六月，否为七月，观为八月，剥为九月，坤为十月，接复卦又开始，周而复始，循环不已。

周天"六十"数周期被"五"数周期划分为十二份，即是将一年分为十二个月的天文背景。故《稽览图·纬书集》说：天有十二分，以日月之所缠也。"十二月配十二卦，即是十二辟卦，又称"十二月卦""十二消息卦""候卦"。此十二卦表示太阳运行带来的寒暑阴阳变化，故以"辟"称之，"辟"犹言"君"，君如"日"也。十二辟卦分别为：复卦配十一月（子月）；临卦配十二月（丑月），泰卦配正月（寅月），大壮卦配二月（卯月），夬卦配三月（辰月），乾卦配四月（巳月），姤卦配五月（午月），遁卦配六月（未月），否卦配七月（申月），观卦配八月（酉月），剥卦配九月（戌月），坤卦配十月（亥月）。据尚秉和先生的考证，十二辟卦来源甚古，其说早见于《归藏》。《周易尚氏学》说："子复、丑临、寅泰、卯大壮、辰夬、巳乾、午姤、未遁、申否、酉观、戌剥、亥坤。"

《乾凿度》说："圣人因阴阳，定消息，立乾坤，以统天地。"十二辟卦实表示乾坤阴阳的变化。又说："消息卦，纯者为帝，不纯者为王。"《乾元序制记》亦说："辟卦，温气不效，六卦阳物不生，土功起。（郑玄注：六卦谓泰卦、大壮也，夬、乾、姤也。盛阳时，温气不效，故阳物不生，土功起也。按注"姤"下当有"遁"卦，疑脱文。）三卦阳气不至，疾伤，日食既。（郑玄注：三卦谓泰、大壮、夬。此阳气盛息，其候决温，其气不至，故辟忧疾，日食既日矣。）六卦不至，震水涌。（郑玄注：其上三卦不效，后三卦又不效，于是阴乘其阳，故地震水涌也。）寒气不效，六卦不至，冬荣，实物不成。夏寒伤生，冬温伤成，日月不明，四时失序，万物散去。（郑玄注：六卦谓否、观、剥、坤、复、临，盛阴用事，而寒气不效，万物冬荣，实物不成，其冲必有大寒，伤生物者也。）"

为帮助大家更好地理解、领悟，便于以后运用，再以十二消息卦的名义予以解释：

所谓消息，是指卦象中阴阳爻的进退变化，又称进退、升降；当阳爻进而阴爻退时称为息；当阴爻进而阳爻退时称为消。

十二消息卦，指前边六个卦为阴爻逐渐增多和上升的过程，也即阴息；后边六个卦为阳爻逐渐增多和上升的过程，也即阳息。

在该十二卦中，因系君卦，故可统帅其他卦。其中有息卦六，叫作太阳：即复、临、泰、壮、夬、乾；有消卦六，叫作太阴：即姤、遁、否、观、剥、坤。《周易·系辞传上》有"变通莫大乎四时"句，三国虞翻注称："交通趋时，谓十二消息也。"道家的内丹家沿用此说，以十二消息卦象与十二地支相配解释火候进退的过程。《周易参同契》就有这样的叙述："复卦始建萌，长子继父体，因母立兆基。消息应中律，升降据斗枢。"后蜀彭晓注称："六阴爻下，初变一阳爻为复卦，故云始建萌也。"谓因坤卦下变一阳爻，内体成震，坤是震之孕母，故云立兆基也。震是乾之长子，从此随时渐变，至十五日变成纯乾。乾，父也，故云"继父体也"。"十六转受统，巽辛见平明。艮直于丙南，下弦二十三。坤乙三十日，东方丧其明。"注称："十六转受统者，谓十六日以后，阳火初退，阴符始生也。""坤乙三十日，东北丧其朋者，阴符到此，消尽阳火也。缘一日内阴阳各半，阴阳相禅，水火相须，一月既终，复又如初，再用复卦起首，故云继体复生龙也。"

十二地支的含义
及其与二十四节气的正确配伍

关于十二地支的含义，《淮南子·天文训》《史记·律书》《汉书·律历志》和《释名》都有解释，没有太多的出入。

子，孳也。此言阴极阳生，一阳始生于下，其所生之一阳为子。讲子时阳气开始萌动，万物将要孳生，所以叫作"子"。而一阳始生于冬季，不是始于大雪，故子时的时间段落里不应有大雪，应该是冬至、小雪两个节气，乌恩溥说："子为冬至的季节。"余支则依次类推下去。

丑，纽也。《说文》："纽，系也。一曰结而可解。"言此时寒气虽然纽结，而阳气已动于下。所以，丑时的时间段落，实际上包括大寒、立春两个节气，大寒气候最冷而纽结，立春阳动而冻解。乌恩溥说："丑为大寒的季节。"

寅，言万物始生，螾然也。《淮南子·天文训》："寅，则万物螾。"高诱注："螾动生貌。"寅时的时间段落，包括雨水和惊蛰两节气，汉初惊蛰在雨水节前，把惊蛰放置在雨水之后，是西汉末年的事。惊蛰则万物蠢蠢然而动。宋代刘温舒在《运气论奥》中说："寅，演也，津也，谓物之津涂也。"则依雨水节解释。雨水则万物受滋润，故曰演、曰津。《伤寒论·伤寒例》说："所以谓之雨水者，以冰雪解而为雨水故也。"又《春秋元命包》说："水之为言演也，阴化淖濡流施潜行也。故其立字两人交，一以中出者为水，一者数之始，两人比男女，言阴阳交，物以一起也。"又说："水者，天地之包幕，五行之始焉，万物之所由生，元气之津液也。"乌恩溥说："寅为雨水的季节。"

卯，冒也，万物由地下冒出，所以叫作卯。卯时的时间段落包括春分和清明两个节气。乌恩溥说："卯为春分的季节。"

辰，言万物之蜄也。蜄，振动。《集韵·震韵》："蜄，动也。或作蜄。"辰时包括谷雨和立夏两个节气，此时雷行雨施，万物皆被震动而生长。故《五行大义》说："辰者，震也。震动奋迅，去其故体也。"吴恩溥说："辰为谷雨的季节。"

巳，已也，言阳气之以尽也。尽，极也，言阳气盛极也。巳时包括小满和芒种两个节气。吴恩溥说："巳为小满的季节。"如果巳时不包括芒种这两个节气在内，怎能言巳为阳气盛极。

午，阴阳交也。午时包括夏至和小暑两个节气。夏至阳盛极而一阴生，有阴阳交象。刘温舒说："午者，阳尚未屈，阴始生而为主。又云：午，长也，大也。物至五月（夏历），皆满长大矣。"吴恩溥说："午为夏至的季节。"

未，味也。物成而有味。未时包括大暑和立秋两个节气。吴恩溥说："未为大暑的季节。"

申，言物体皆成。申时包括处暑和白露两个节气。炎暑已过，秋凉来临，雨多阴气用事，促成万物成熟。吴恩溥说："申为处暑的季节。"

酉，就也，言万物皆老。酉时包括秋分和寒露两个节气。吴恩溥说："酉为秋分的季节。"

戌，灭也，言万物尽灭。阴盛肃杀气行，万物皆枯衰。戌时包括霜降和立冬两个节气。吴恩溥说："戌为霜降的季节。"

亥，核也，果核、根核之义。为含育于内之象。亥时包括小雪和大雪两个节气。阴盛极、万物皆收藏。吴恩溥说："亥为小雪的季节。"

由上可知，十二地支的含义，是取义于阴阳消长和植物生长化收藏规律的。现将十二地支与二十四节气的正确配应关系说明于下：

十二地支与二十四节气配应关系表：

十二地支	子	丑	寅	卯	辰	巳	午	未	申	酉	戌	亥
二十四节气	冬至小寒	大寒立春	雨水惊蛰	春分清明	谷雨立夏	小满芒种	夏至小暑	大暑立秋	处暑白露	秋分寒露	霜降立冬	小雪大雪

乙未·孟夏
于忠信书屋

三、《黄帝内经》中名言警句及七段原文赏释

乙未·孟秋
于忠信书屋

前　言

《黄帝内经》（简称《内经》），是我国现存医学文献中最早的一部医学经典巨著。它集中反映了我国古代的医学成就，创立了中医学的理论体系，奠定了中医学的发展基础。

《内经》包括《素问》《灵枢》两部分，各八十一篇。内容十分丰富，除了医学知识外，还涉及天文、历法、气象、地理、心理、生物等学科的内容。就医学知识而言，又可分为基本理论和医疗技术两大类。历代医家曾采用分类的方法对它加以注释研究，就其理论知识部分，借鉴古今医家研究成果，大致可分为养生、阴阳五行、藏象、经络、气血精神、病因病机、病证、诊法、论治、运气等十类。

我学用《内经》已五十五个年头。由于它博大精，深奥难懂，开始并不感兴趣。但随着时间推移，逐渐入了门，反而越学越想学，不学就难受了。通过半个多世纪的刻苦研习，坚持不懈，寻师问友。认识不断提高，体会逐渐加深，实感它不仅是一部医学巨著，也是中国文化哲学，政治思想的重要组成部分，确实内容博大精深、涵盖世间、出世间的重要理念法则和人生修身养性之道，是中医文化的重要经典。

我素嗜读、酷爱致学，毫不夸张地说，遍研了除医学专著外的

诸子百家，小说散文，诗词歌赋等。从《内经》中发现了大量简朴而充满智慧的话语，在历代医家的口头和笔下早已成为名言警句。为配合我们的中医理论学习深化，我不顾年龄大，耳聋眼花，忙里偷闲地编写《黄帝内经》中的"名言警句"及选段赏释，既体现我"活到老，学到老"，不断提高的决心，也切望中青年中医师们认真地参阅，以提高学习兴趣，发扬致学精神，在全院形成学习风气。文中虽重复内容不少，我认为它更能加深理解，帮助记忆，利于运用。不当之处，敬请同道百忙中予以批评、斧正。

题解：我按三十六计之义，选取了三十六条名言警句及七段原文。赏：欣赏、观赏；释：根据我的学研体会心得对原文给予的解释、解析。尽力本着深入浅出、浅显易懂的想法而为之。学透了，记熟了肯定对指导临床诊治大有裨益。

目　　录

1. 正气存内，邪不可干，避其毒气
2. 邪之所凑，其气必虚
3. 夫道者，上知天文，下知地理，中知人事，可以长久
4. 食饮者，热无灼灼，寒无沧沧
5. 人生有形，不离阴阳
6. 阴阳者，有名而无形
7. 阳予之正，阴为之主
8. 阳加于阴谓之汗
9. 天地阴阳者，不以人数推，以象之谓也
10. 人与天地相参，与日月相应也
11. 候之所始，道之所生
12. 亢则害，承乃制，制则生化
13. 木得金而伐，火的水而灭，土得木而达，金得火而缺，水

得土而绝

14. 五脏应四时，各有收受乎
15. 心恶热，肺恶寒，肝恶风，脾恶湿，肾恶燥
16. 心为汗，肺为涕，肝为泪，脾为涎，肾为唾
17. 精之窠为眼，骨之精为瞳子，筋之精为黑眼，血之精为络，气之精为白眼，肌肉之精为约束
18. 藏于精者，春不病温
19. 血气者，喜温而恶寒，寒则泣不能流，温则消而去之
20. 人有髓海，有血海，有气海，有水谷之海
21. 阳气尽，阴气盛，则目瞑，阴气尽而阳气盛，则寤矣
22. 邪气盛则实，精气夺则虚
23. 生病起于过用
24. 久视伤血，久卧伤气，久坐伤肉，久立伤骨，久行伤筋
25. 胃不和则卧不安
26. 血气不和，百病乃变化而生
27. 气相得则和，不相得则病
28. 风者，善行而数变
29. 夫百病，多以旦慧、昼安、夕加、夜甚
30. 同时而伤，其身多热者易已，多寒者难已
31. 人饮食劳倦即伤脾
32. 膀胱不利为癃，不约为遗溺
33. 得神者昌，失神者亡
34. 谨察阴阳所在而调之，以平为期
35. 用热远热，用寒远寒
36. 无迎逢逢之气，无击堂堂之阵

名言警句赏释

1. 原文：正气存内，邪不可干，避其毒气。(《素问·刺法

论》）

赏释：

此乃中医发病学的基本原则，也是关于疾病预防的精炼表述。

所谓正气，又称真气，是指人体正常的防御机能和调节功能的综合体现。也可以说是人体精、气、神、血、津、液（构成人体的基本物质）以及脏腑的正常功能活动，主要表现在机体的各种维护健康的能力，包括自我调节、适应环境、抗病祛邪和恢复自愈等能力。邪，即邪气，邪气和正气是相对而言的，泛指干扰正常人体导致疾病发生的各种有害健康的致病因素，如异常的气候环境、细菌、病毒等病原微生物、寄生虫、过敏源等都是属于邪气范畴。所谓"毒气"，是指凡属物性暴烈杀伤之气，严重有害人体而致病伤人的因素称为毒气。对毒气的认识，古代医家没有显微镜来观察各种毒气的形态，但却揭示了依据疾病临床之凶险，流行之暴烈，推测其必有含毒之异物的致病本质，故中医所说的各种毒气可能均指现代医学的生物性致病因子。释读"正气存内，邪不可干，避其毒气"的内涵，可传达给人们以下几个方面的含义。

第一层含义告诉人们正气和邪气是相互矛盾对立的两个方面，正气在疾病发生过程中处于主导地位，外邪的肆虐，必须以正气不足为前提。人体正气不足，势必抗病能力减弱，邪气便容易乘虚而入，侵犯人体，从而破坏脏腑气血的生理功能，导致机体平衡状态的紊乱而发生疾病。正气足则人体能够发挥正常的脏腑气血功能活动，抗病机能和恢复能力就强，病邪难以侵入，虽有邪气侵犯，也不致发病；正气亦能抗邪外出而免于发病，即使因邪气过盛而发病，也易于康复。因此，正气存内是邪正矛盾的主要方面。该句提示人们在养生保健中养护正气的重要性，正气充足可以达到预防疾病的目的。固护正气主要是关注体质，重视精神的调摄和体育锻炼，顺应自然的四时节气的变化，提高环境健康意识，调节饮食营养等，以达"正气存内"。

第二层含义阐明正气与邪气都是动态的因素，在不同的条件下，二者都可分别地在发病中起主导作用。因为疾病的发生、发展及变化的机理是错综复杂的，但归根到底是正气与邪气相互较量的结果，不能忽视对方在疾病发生与发展变化过程中的影响。可见，邪正双方的力量对比不仅能很大程度上决定着疾病的发生，而且也直接影响着疾病的发展趋势以及预后转归。正气盛，邪气弱，邪气不能深入；反之，邪气步步紧逼，则疾病由浅入深。该句对临床中的治疗也具有重要的指导意义。如对治疗患有感冒发热恶寒，疲乏无力的患者，从症状表现看既有邪气盛，同时也有正气虚，此时如果只用发汗解表邪的方法，增强正气的祛病能力，即可收良效。因此，在治疗疾病时需要权衡正、邪双方的力量对比，视二者的情况而采取不同的治法。

第三层含义可理解为中医在看待疾病发生方面，虽重视正气，但并不排除邪气对疾病发生的重要作用，甚至在一定条件下，邪气可以起主导作用。故该句在提出"正气存内，邪不可干"的同时，强调要"避其毒气"。体现了中医预防为主的思想。纵贯临床，特别是各种传染性疾病，及时诊治，有效隔离，控制传播，防止疾病流行。例如SARS病毒，其作为强盛的邪气，与人体正气的力量对比中占了明显优势。因此，"正气存内，邪不可干"的更重要的含义是要求人们在保护正气的同时，避免邪气的侵犯，也提示人们在治病的过程中，从病因治疗入手时，往往首先考虑"毒气"，并且针对其采取相应的解毒驱邪的治疗方法。目前引申于临床治疗各种较复杂的疾病，如肺炎、胃肠炎、肾炎及某些血液病等，随临床表现各异，但从起病至慢性阶段，解毒攻邪不失为首要之法。从大量的临床资料发现，许多疾病的早期能否清彻毒邪，对于防止疾病转入慢性阶段，提高治愈率，均有举足轻重的作用。

综观全句提示，预防疾病的关键有二：一是培固正气，二是避其毒气，充分体现了外因为发病条件，内因为发病关键的发病学观点，对今天预防疾病仍然具有宝贵的启迪作用。

2. 原文：邪之所凑，其气必虚。（《素问·评热病论》）

赏释：

全句意为正气亏虚之处，邪气必定乘虚而入（而导致疾病），所以下文说："阴虚者阳必凑之"。可以说本句与上句"正气存内，邪不可干"一起，一反一正，共同揭示了中医学发病学说的基本观点。

中医看来，机体健康或是疾病，患病后病情加重还是向愈，疾病预后情况如何，都是邪正斗争的结果。

邪与正是相对而言的，邪指机体内外的各种致病、损伤因素，这些因素包括六淫、七情、饮食、劳逸、痰饮、瘀血、瘟疫、外伤等。正指机体的抗病、调节、修复能力，即抵抗邪气，自我调节，恢复机体和合协调状态的能力与因素。若机体平素正气健旺，脏腑机能正常，阴阳气血和合，虽有贼风邪气，但正能胜邪，机体也健康不病，即"正气存内，邪不可干"。若正气虚，机体抵抗疾病和自我调节能力下降，正不胜邪，邪气便会乘虚侵袭而致疾病发生，即"邪之所凑，其气必虚"。

"邪之所凑，其气必虚"，该"虚"字有两方面的意思。一方面，人们平素耳熟能详的气、血、脾、肾等虚之机体精气亏虚之证，精气亏虚，抗病能力自然降低，易招致病邪侵袭而导致疾病的发生。另一方面，机体精气本不亏虚，但腑脏气血功能失调，自我调节能力下降，同样可以引起自身抗病能力降低，导致疾病的发生。如劳累、饮食、淋雨、大悲、大喜、大怒、忧思等都可能使机体自我调节能力下降，此时若再遭受邪气，就极易导致多种疾病。

疾病是邪正斗争，正不胜邪的结果，那么，即使正气不存在以上方面的"虚"，当外邪治病力超过机体正常的抗病修复和自我调节能力时，亦会正不胜邪而发病。如瘟疫流行时，无论强弱，触之者即病。再如金刀所伤、跌打损伤、水火雷电伤等皆是此类。

有了"邪之所凑，其气必虚"的认识，在养生和防病上就要做到：①顺应自然、饮食有节、起居有常、调摄精神、加强锻炼以调养正气，增强机体抗病抗邪能力；②注意避其邪气，适当药物预防，以防病邪侵害。

3. 原文：夫道者，上知天文，下知地理，中知人事，可以长久。(《素问·气交变大论》)

赏释：

道者，指掌握自然变化规律之人。天文、地理也概指自然环境的种种影响因素。"人事"泛指社会人际之事，大至社会，小至病人。强调研究医学之道的人，就要上知天文、下知地、中知人事。只有这样，其学说和医术才能保持长久。

"上知天文，下知地理，中知人事"，含义有两层：

其一，是要求医生必须具有广博的知识，掌握天文、地理、人事的相关知识，了解天文、地理、人事的变化与人体生命活动之间的关系。中医学认为，人不仅是生物的人，也是自然的人、社会的人，人的身心不仅受自然环境的影响，而且与社会环境、人际关系等因素息息相关。人的生老病死，既要受自然因素的制约，也要受社会因素的制约。因此，研究医学不仅要研究人体本身，更要掌握自然和社会的相关知识，才能把人放在主体世界的空间中去全面考察和研究，以真正成为合格的"道者"。该思想方法贯穿了朴素的唯物和辩证的思想，也是颇有独创性的观点。

其二，指研究医学之道，应该就天文，地理、人事三方面视为一个有机整体，综合起来加以研究，提示了"天地人相参"的医学思维模式。浩瀚的大自然，古称"天地"，人在天地中生存，与自然界密切相关，自然环境对人的影响，不仅表现在生理方面，而且反映在心理方面。例如，一年四季的春生、夏长、秋收、冬藏，与之相伴的风寒暑湿等气候变化，也影响人的心理和生理状态；各地居民由于所处地域不同，气候寒暖、地势高低、饮食习惯等的不同，所患的疾病和表现也不一样，甚至寿命长段也有差别；工作不同、社会地位不同，其喜怒哀乐也不同。各种不同方面的差异，表现在生理状况、疾病表现不同，其采取的治疗手段等也都是很大的差异。现代流行病学研究也证明，社会事件和心理刺激，如天灾、战乱、社会动乱、窘迫的生活环境、人际关系紧张等都会导致情志异常而易发心脑血管、糖尿病、肿瘤等疾病。因此，古代医家不是孤立地看待人，而是把人放在所处的自然环境和社会环境中去考察。这种对身体与自然间相互的关注，其实正反映出传统人体观的特殊价值取向，唯有将人体置于自然的网络中，人体的整体性与有机性才能得到适当的关照。这种天、地、人结合研究的观点，充分体现了中医的整体观念，强调因时、因地、因人制宜的辨证施治精神。

古代医家提出"天地人相参"的思维，现代人提倡自然和谐、社会和谐、人际关系和谐。天地人相参的观念，核心就在于达到一个"和谐"，即上述之和谐。这是中医给今人留下的代表了先进的东方思维的医学模式，这也正是中医这门智慧之学经久不衰的根本所在。

4. 原文：食饮者，热无灼灼，寒无沧沧。（《灵枢·师传》）

赏释：

饮食调节在中医预防疾病和养生保健中占有非常重要的地位。在食疗方面，古人很早就提出了"食忌学说"，强调饮食的禁忌。句中"灼灼"是炙热的意思，"沧沧"是寒冷的意思。该句告诉人们在饮食食物的温度上，不要热的发灼发烫，也不要冷的过凉过寒，即温度要适宜。

中医对饮食禁忌的目的是调摄脾胃、保护脾胃的正常功能，这对于预防脾胃乃至其他脏腑疾病的发生有着非常积极的作用。古人主张，饮食的温度一定要适宜，这样才能有利于胃肠气血运行和消化功能。若过分偏嗜或寒或热，能导致人体的阴阳失调，发生某些病变，饮食过热，一方面容易烫伤消化道，发生糜烂溃疡，日积月累易导致癌变；另一方面使脾胃或肠胃积热，可消耗人体的阴液，则可出现口渴、口臭、腹满胀痛、便秘或痔疮等症状。若饮食过冷，可导致寒湿凝积胃肠，损伤人体阳气，则可引起胃痛、腹泻等症状。生活中有些人就是由于在夏天饮食过凉或冬天过热的习惯，致冷热不适而引发胃肠功能失调的疾病。另外，过食寒凉，在妇女行经期间易引起月经不调、痛经、闭经等疾病。患有咳喘病的人，可引起旧病复发或病情加重。故饮食寒热不适也是导致疾病发生的主要原因之一。

随着人们对健康的关注，提倡食物养生，其中饮食的寒热适宜也成了重点。强调饮食寒温适宜，今已不仅仅是要重视食物外在感觉上的寒、热特点，同时也更注意食物本身具备的寒、热特点，体现了科学养生，科学饮膳，健康生活。

5. 原文：人生有形，不离阴阳。（《素问·宝命全形论》）

赏释：

阴阳概念产生是人们对目光向背的认识，即面向太阳为阳，背向太阳为阴，是中国古代重要的哲学概念。古代先人们在认识自然和人体生命活动中，不断引申阴阳的概念，并逐步形成了阴阳学说。该句话即是阴阳学说用在中医学中的高度概括。

"人生有形，不离阴阳"的"生"，就是指人的生命的全过程。生命过程，既包括生理的，也有病理的；"形"指形体，包括人体五脏六腑、气血津液以及皮毛筋骨、四肢九窍等有形的组织结构。"生"与"形"是辩证的统一。生命活动是建立在形体的物质基础之上的，也是表现和反应在"形"的。因此全句是告诉人们，人体组织结构、生理功能、病理变化以及疾病的诊断和治疗方面，都可用阴阳学说去认识和解读。

《内经》把阴阳学说作为一种世界观和方法论，并以此解释人体的生理病理和指导疾病的防治。中医学认为，人体各部位的组织结构，形态各异，功能复杂，既是一个有机整体，但又都可以根据其阴阳的特性，划分人体的一切组织结构，诸如上下、内外、表里、脏腑、经络、气血等（以下从略）……凡是人体中有形质的各种组织结构，均可划分其阴阳属性。人的生理活动同样可以阴阳来概括，人体物质属阴，而功能属阳，组织结构和气血津液等物质基础均属阴，这些组织结构和气血津液的运动及其所发挥的功能均属阳。人体的物质无功能活动则不能化生，功能化生无物质基础则无从活动。这种人体与功能之间的对立统一关系，是人体生命活动的基本规律，所以说"人体有形，不离阴阳"。

这句话告诉人们，同样还可以从阴阳的角度去认识人体的病理变化以及疾病的诊断和治疗。人体发生疾病就是体内阴阳双方失去协调关系，出现阴阳偏盛偏衰的结果。从病理状态看，发热属阳，恶寒属阴，气机上逆属阳，气机下陷属阴，病在表属阳，病在里属阴。临床所见人体阳盛多表现为发热，反之，阴盛则多表现为恶寒。由于阴阳的盛衰是疾病过程中病理变化的基本规律，因此，临床上常以阴阳为纲领，把疾病部位，性质等概括在一起对疾病进行诊断，并进一步以调整阴阳出发，确定疾病的治疗原则，采取补阴或阳的不足，泻阴或阳的有余，以使人体阴阳失衡的状态恢复即平衡协调的状态。

"人生有形，不离阴阳"，不仅精炼地阐释了阴阳是普遍联系和永恒变化的生命活动的内在动力，也进一步启发人们如何建立全面的阴阳和谐的健康观。所为健康，就是阴阳协调平衡的状态，疾病就是阴阳失于均衡协调的状态，这种阴阳失调更是由于人体人内外环境的共同影响，包括自然界外环境阴阳平衡失调，人体内环境阴阳平衡失调及内外环境的阴阳平衡失调等，都会导致人体非健康、亚健康或疾病发生的状态。《内经》让人们以辩证的目光对待生命活动，人们不仅要保持人体自身内部的阴阳平衡，也要达到内外环境的阴阳平衡协调，才是生命健康的根本保证。

6. 原文：阴阳者，有名而无形（《灵枢·阴阳系日月》）

赏释：

阴阳阐释，前已多及，不赘。该句经文是对自然界相互联系的某些事物和现象对立双方的高度概括。所谓"名"，即指名称、概念，所谓"形"，即指具体的形象。阴阳虽然有其"名"，应用却非常广泛，宇宙间一切事物和现象都可以用阴阳加以概括归纳，然其本身是"无形"的，且没有固定的形态，不局限于某一特定的事物、现象，而是对他们不同属性的概括和抽象。可见阴阳没有固定的形体，它不研究事物的形质和实体，而只代表两种功能、属性。

作为哲学概念，阴阳最初不过是指日光的向背，随着人们认识的深入，后来逐渐引申，用阴阳表示两个事物或一个事物的两个方面，具有相互对立，相互依存，相互转化的关系。例如：上下、天地、水火、左右等。也可以代表同一事物内部相互对立的两个方面，例如同一人体的表与里、腹与背。表为阳，里为阴；腹为阴，背为阳。这种高度抽象的概括，非指具体事物，而成为抽象的属性和关系的概念。

在中医学中，阴阳是标示事物内在本质属性和形态特征的范畴，也是抽象的属性概念而不是具体事物的实体概念。因此说"阴阳者，有名而无形"。《内经》丰富了阴阳对立统一的辩证思想，并深刻揭示了阴阳范畴的特性。阴阳的对立、消长和转化的对立统一，构成了生命的矛盾运动，阴阳范畴不仅具有对立统一的属性，而且还有另外一些特殊的质的规定，与现代唯物辩证法的矛盾范畴不同。首先体现在阴阳的抽象性与广泛性。阴阳概念是从人们日常生活关系最为密切的一些自然现象，如昼夜、寒暑、阴晴、生死等抽象出来，用以标示事物性态的范畴，一般表现为向前、向上、明亮、活跃、温热、充实、外露、伸张、扩散、开放等形态称为阳；表现为向后、向下、晦暗、沉静、寒凉、虚空、内藏、压缩、凝聚、闭合等形态称为阴。其二，体现在阴阳的可分性与相对性。可分性指依据事物表现出的不同层次，阴阳的划分也是具有层次性的，阳不是绝对的阳，阴也不是绝对的阴，阴阳两者互含互藏。而且由于事物的层次是不断递进深入的，因此阴阳的划分也不断地按层次递进。阴阳的这种可分性，反映了阴阳都不是凝固的、单一的、绝对的，而是相对的、灵活的。阴阳的对立性还表现在事物的阴阳属性总是通过与其本身的对立面相比较而确定，随着时间、地点和条件的变更而发生改变，即随着划分前提和依据的改变，事物的阴阳属性可随之变化。因此，阴阳双方在一定条件下的相互转化，反映了阴阳的相对性。其三，体现在阴阳具有严格的规定性。从阴阳属性的角度言，具体事物的阴阳划分有相对性和灵活性，但在特定的场合，阴阳的划分是确定的，而不是任意的。

《内经》的阴阳观，说明了阴阳是抽象的概念，有名而无形，同时让我们动态地看待自然界和人体生命运动的规律，并在千差万别的现象和变化中把握其阴阳的本质和关键所在。

7. 原文：阳予之正，阴为之主。(《素问·阴阳离合论》)

赏释：

本句经文是《内经》运用阴阳学说对人体的生命活动规律的高度概括。"予"，同"与"。"正"，主的意思，与该句"主"系为互词，即为同义词。人独立于宇宙天地之中，阳是人的本质，故曰正；阴是人的生命现象，故曰主。"阳与之正，阴为之主"是指万物生长成形过程中阴阳二者的作用而言。自然界万物生长是阴阳相互作用的结果。阳主发生，代表功能；阴主成形，代表物质。有阳气万物才能生长，有阴精万物才能成形。

中医学认为，阴阳的辩证关系贯穿于整个人体的生命活动。人体的阴阳必须保持相对的平衡协调，才能维持人体正常的生理功能活动。在人体中阴阳也是相互为用的，阴精是阳气的物质基础，阳气是阴精的功能能表现，二者的相互为用，相互依赖，相互生成，才是保持人体正常活动的关键。解读该句，让人们认识到，阴阳既在生命活动中各司其职，同时阴阳二者之间有相互依存和互根互用的关系，任何一方都不能脱离另一方而单独存在。这种关系犹如自然界物质变换的过程，即气化成形，如地气上升为云，天气下降为雨。就人体而言，物质为阴，功能为阳，二者也是相互依存、相互为根的。例如在人体的食物消化过程中，食物入口以后，经胃肠的消化作用，从中吸收了营养物质，而吸收的营养物质又不断地滋养人体的功能活动，使人体各组织器官进行正常的生理活动。这种消化吸收的一系列功能活动即是阳，产生的营养物质就是阴。营养物质的产生依赖消化功能，就是阴依赖于阳；而营养物质释放能量于人体，产生生理活动就是阳依赖于阴。

上述这种物质和功能，阴与阳之间的相互依存、相互滋生的辩证关系，保证了人体的正常生理活动。阳依赖于阴而存在，阴也依赖于阳而存在；没有阴也就没有阳。如果阴阳双方失去了互为存在的条件，有阴无阳或有阳无阴，即中医所说的"独阳"或"独阴"，人体就不能再生化和滋长了。故说"阳与之正，阴为之主"。阴阳两者，密不可分。

8. 原文："阳加于阴谓之汗"。(《灵枢·阴阳别论》)

赏释：

汗，与人体的生理病理关系密切。出汗既可以是人体的生理现象，也可以是病理现象。"阳加于阴谓之汗"是《内经》从阴阳角度说明正常出汗的生理机制，同时亦阐明人体病理情况下汗证的病机。

该句含义是从生理角度理解出汗的机制，"阳"指人体阳气，"阴"指人体脏腑的阴液。汗为人体阴液所化生，正常出汗是一种生理性调节，通过出汗，体内多余的水液得以排出体外。"阳加于阴"是人体阳气鼓动并蒸腾阴液外泄的过程，所以汗出于体表。该句也提示人们，过分出汗，不但能消耗人体的阴液，而且也会损伤人体的阳气，导致阳气虚。中医认为阳气对阴液具有调节作用，当人体阳气虚，不能固摄阴液时，则可能出现日常人们可常见的一些病理现象，如自汗、盗汗；当人体阳盛时，往往出现汗出溱溱。另一方面，当人体阴液不足，缺乏汗资，表现为无汗；或者阳气虚衰，无力鼓舞阴液，亦可出现无汗。要之，"阳加于阴谓之汗"，可以作为临床辨析汗证的纲领。

9. 原文：天地阴阳者，不以数推，以象之谓也。（《素问·五运行大论》）

赏释：

在中国古代文化中，思维方式众多，其中《周易》的象数思维可谓是独树一帜，并渗透到中华民族文化中的各个领域。所谓象数思维，是以发展理性思维一种思维模式，顾名思义就是假借象与数进行思维，取象比类，触类旁通。也可以理解为，完全不同的东西可以抽象成相同的东西而加以归类的思维方法。"天地阴阳者，不以数推，以象之谓也"。是《内经》传达并发挥象数思维的精准表述。该句中的："阴阳"泛指万物，"象"指物象，物象中既有有形状可见的"形"，又有无形状可见但却可以感受的"象"。也就是说，天地万物的变化，不能用数学去推算，只能从自然物象中去推求。

在考察自然天地阴阳的运动变化过程中，古人认识到了天地阴阳的运行之数，虽数之可十。推之可百，数之可千，推之可万，且万之大不可胜数的巨大差异，但透过这些差异，却能在"象"的表现上发现他们阴阳变化的共同特征。因此，可以通过对"象"的认识来把握大小不同周期时限内的阴阳变化。例如，从一年四季的角度来看，人们能看到冬天是一个冬象，它是春夏长出的茂密绿树换之凋零枯叶的树木，也是原来绿油油田野换之以一纯白雪皑皑，这就是冬象。以一个凋零落寞的象，来传达这个象是确实存在的实象。人们知道了春夏秋冬这个运转规律，即春生、夏长、秋收、冬藏，那么就可以通过现在看到冬的实象，去逆推出其他的三个春夏秋的虚象。虚是看不见的，是形成前的东西；实时可见的，是形成了的东西。人们可以推测出一个很正常的冬天，就会跟随着一个正常的秋天。以此类推，掌握了这个象的自相似性的规律，也就掌握了永恒的自然规律。

《内经》在以阴阳为总纲的前提下，提出了藏象、脉象、气象等概念，既应用了具体和直观的计数方法，也运用定性的象数思维。由于数与象是密不可分的，因此中医对数的运用更多地具有以数为象的特点，即中医学术的运用更多地具有以数为象的特点，即中医学术的运用主要偏向于定性而不是定量。其数字虽常有象的规定，但主要是为了定性归类，以满足象数思维模式的需要。如中医理论中的三阴三阳、五脏、六腑、五运六气、三部九候、八纲辨证、四气五味、六淫七情、五轮八廓、十二正经、八会穴、灵龟八法、九宫八风等等，还有表里、虚实、开合、沉浮、升降等也都传达象的概念，这些都不离阴阳的大象。再如，《内经》是在追求人与天地的自然合一的过程中发展出"五运六气"说。"五运六气"以阴阳为总枢，以阴阳所化之五行为类推模式，构建了一幅天人相参的五行图式。正因为天人之气相通，从而推测每年气候的变化，并以此推断人受气之变化所带来的疾病。还有中医学将人的五脏与自然界的四时、五行、五方、五味、五音、七窍等运用的生克制化来推断人体疾病的病理病因等，这些均是《内经》象数思维的具体运用。

综上所述，《内经》中的象数思维源于《周易》，但较《周易》有了很大程度的发展，它创造性地把象数与人体的生理、病理等有机地结合起来，并启发人们运用抽象思维去把握人体生命规律和变化，这是古人留给今人十分有价值的思维方式，引发人们对生命本质的深入思考与研究。

10. 原文：人与天地相参，与日月相应也。（《灵枢·岁露

论》）

赏释：

人与自然的关系，是中国传统文化的一个基本问题。以人类文明之起始乃至今天，人类从未停止过对宇宙（天）是怎么形成的、生命（人）是怎么产生的、天与人的关系如何等问题的思考与探索。天与人的关系之学是中国人最基本的思维模式，也是我国古代哲学研究的核心问题，中国的传统文化集中体现在对天人之学的研究。汉司马迁说："究天人之际，通古今之变，成一家之言。"宋邵雍在《皇极经世》中说："学不际天人，不是一谓之学。"从本质上讲，人是人与自然、社会关系的总和。宋朱熹说："天即人，人即天。人之此生得之于天，既生此人，而天又在人矣。"中医学秉承了中国传统文化的基因，从"天"的研究到"人"，从"人"的探讨到"天"，"善言天者，必质之于人；善言人者，亦本之于天"（《旧唐书·孙思邈传》）。可以认为中医学是以"天人合一"为理论核心，专门探讨人体生命活动规律及其防治疾病、维护健康的科学。

《内经》是中医学最早的经典文献，其学术思想受先秦诸子百家哲学思想的深刻影响，尤其与汉代道家黄老学派的思想一脉相承。《内经》没有明确记载"天人合一"的字样。但提出："人与天地相参，与日月相应也"；人"与天地相应，与四时相副，人参天地"。《内经》"人与天地相应（参）"的观点贯穿于整个学术体系之中，并以当时的医学成就极大地丰富和发展了"天人合一"的唯物主义哲学思想。

"人与天地相应"观的含义有四：

①人本自然，人与自然有着相同的根源。《内经》受先秦"气一元论"思想的影响，认为"气"是构成世界的本源，自然界一切事物的生成、发展变化、消亡，都是由于阴阳之气相互作用变化的结果。人的生命是自然界的产物。"天地合气，六节分而万物化

生矣"。人作为万物之一，自然也来于气，"天地合气，命之曰人"。

②人赖自然而生存，并受自然的制约。"天食人以五气，地食人以五味。五气入鼻，藏于心肺，上使五色修明，音声能彰。五味入口，藏于肠胃，味有所藏，以养五脏气，气和而生，津液相成，神乃自生。"人体生命活动所需要的物质（五气、五味）都来源于天地，自然界的变化必然会影响人体的相应变化。"天地温和，则经水安静；天寒地冻，则经水凝泣；天署地热，则经水沸溢；卒风暴起，则经水波涌而陇起。"天地气候的"温和"或"天寒地冻"，都可以影响人体经络脏腑气血的相应变化，类似的记载甚多。

③人与自然遵循同一规律，人必须服从自然规律。"天地之大纪，人神之通应也"；人"与天地同纪"；"人能应四时者，天地为之父母"。人体生命活动规律与天地运行变化规律相通，人只有顺应天地的变化，才能维护健康。

④人与自然的和谐是健康的象征。《内经》有一段关于健康人（"平常之人"）的精彩描述，就是气血运行和畅、精神活动和谐、能适应内外寒温环境。概括起来说，健康人应该具备天人和、形神和、气血和三个条件，其中人与自然的和谐体现了"天人合一"的理念。

《内经》虽然没有提出"天人合一"四字，但提出了"人与天地相应"的观点，这是古代"天人合一"思想的应用和发挥。《内经》把人体置于"天地人一体"的大背景下考察生命活动的规律，奠定了中医学独特的医学模式和方法一致，包含着丰富的科学内容。"人与天地相应"的观点把"天"与"人"作为一个整体来认识，人体是一个以五脏为中心的"天人合一""形神合一"内外相应的大系统，这一思想符合系统论的原则，充分彰显了具有中国传统文化特色的中医学的学术特点。

应当指出，《内经》"人与天地相应观"与汉代董仲舒神秘主义的"天人感应"论有着原则的区别。其中最重要的是，董仲舒的"天"是神格化了的"天"，认为天造人是为了通过人表现自己的力量和意志，所以人体构造与天数相合，社会人事与天意相互感应。《内经》中的"天"已经完全摆脱了宗教神学的理念，径指客观世界本身，"人与天地相应观"强调人体顺应天地的变化，而不是天地感应人，更不是人感应天地，它充分体现了古代医家整体系统的思维原则。

古代哲学中的"天人合一"说主要是指"人的精神境界与自然界融合一体"，是人的"一种内心修养理论"。而《内经》"人与天地相应"观是建立在唯物主义的"气一元论"基础之上，探讨了人的生命活动包括生理活动、心理活动、病理活动与自然界的密切关系，体现了整体论、系统论的方法论原则。系统论认为"整体大于其孤立部分之总和"，探讨部分必须从整体出发，只有把部分放在整体之中去分析，才更能深刻地把握部分的规律和特点。《内经》按照"天人一体"地理论和方法研究分析人的生理变化，从理论上实践了系统论把握客观规律的原则。所以我认为，中医"人与天地相应"观是古代医学家利用自然科学（包括医学）的成就对古代哲学"天人合一"唯物主义思想地丰富、深入和发展，无怪乎许多哲学家把《内经》作为重要哲学著作来解读。诚如任继愈所言，《内经》中某些有价值的思想，和当时的唯物主义哲学发展经常是血肉相连的。科学不断丰富和巩固了唯物主义哲学，而唯物主义哲学也经常对科学的发展起着促进作用。

针对当今现代人的生活，这句经文更给人们日常生活和养生保健提出了更合理的生活理念。因此人们的生存一定不可避免地受到自然环境，乃至社会环境的制约和影响，所以人们的行为要主动应科学地顺应自然变化规律。如从春至夏，阳气渐长，从秋至冬，阳气渐消，因而形成春温、夏热、秋凉、冬寒的季节性。人们要顺应四时节气和阳气地变化规律而为，才能更好地保持身体的健康状态。在饮食养生方面，炎夏之季，人也受到自然阳气地影响，因此容易内热偏重，适合吃性偏寒凉的食物，而不宜多吃温燥生火的食物。相反，寒冷的冬季，则当多吃些温补助阳，性偏温热的食物，而忌食性寒生冷的食物。这些养生保健思想都是《内经》给予人们生活养生的十分有价值的启迪。

11. 原文：候之所始，道之所生。(《素问·五运行大论》)

赏释：

在观察自然与生物变化过程中，人们经常通过直接观察日月星辰的变化和地面的关系，以及季节气候与万物生成的各种现象，来探索和总结大自然万物变化的规律。中医学是先人们通过长期对自然现象、人体生理及病理现象的观察，总结并概括而来的对于生命本质及其规律的认识。"候之所始，道之所生"，精辟地概括和阐述了中医学（理论）产生的基础。"候"，是指表现于外的各种现象和象征；"道"，是法则或规律的意思。意味着人们可以根据事物的外在表现，总结出事物变化发展的法则和规律。

中医学中所称的"候"，一般可分为气候、物候、病候三个方面。所谓"气候"指自然日月星辰的运行与气候变化的客观表现；"物候"指自然界中各种物质，特别指各种生物的生长化收藏的客观表现；"病候"是指人体疾病过程中的各种临床表现，即表现于外的症状和体征。"候"生出"道"，"道"源于"候"。因而，"候"也就是中医学理论体系形成和发展的物质基础。在尸体解剖技术尚不发达的古代，先人们就是通过对人体进行动态的观察，分析人体对不同环境条件和外界刺激的不同反应，来认识人体的生理活动规律，进而形成了中医学理论中重要的藏象学说，其方法就是从"象"把握"藏"，"司外揣内"，即由外在表象推测内在规律和本质。

中医学认为，人与天地相应，自然界客观存在着的气候变化与人体对这些变化而产生的相应反应有着必然联系。中医学把自然界气候和物候统一起来，把气候、物候和人体疾病统一起来，从客观表现上来探讨气候、物候变化和人体健康与疾病的规律，通过取类比象，可总结归纳出中医诊治疾病的理论和防治规律，并广泛用之于临床实践。也即"候之所始，道之所生"。中医临床治病经常遵循这一方法。例如，诊治典型的糖尿病患者，首先从患者表现于外的症状和体征入手，如"三多"，即多饮、多食、多尿，"一瘦"，即消瘦，以及相伴有的口干乏力、视物模糊、手足麻木等，这些症状、体征也就是"候"，通过分析"候"来探究病因病机，然后确定治法处方，也就形成了"道"。医生观察到的"候"越详细明确，则把握的"道"愈准确，临床治疗才会得到好的疗效。

12. 原文：亢则害，承乃制，制则生化。(《素问·六微旨大论》)

赏释：

本句经文是对运气理论提出的五运六气间相互承制关系的阐述，也是对五行生克制化规律的高度概括。句中"亢"，为亢盛、太过之意；"承"，意为承继、接着。"制"，为抑制、制约。"生化"，为生长、变化。意为五行中凡某一行之气亢盛时，则一定有损害作用，而相应的另一行之气能承继着予以制约，有了制约则亢者不能为害，才有生化之机。这精辟地阐明了五行之间正常制约的重要性，也充分概括了五行之间促进事物生化不息的动态有序的平衡和稳定状态。

《内经》在阐明运气理论时，提出了"亢则害，承乃制，制则生化"的亢害承制理论，以说明五运之气间相互承制的关系。人与自然息息相关，自然界木、火、土、金、水五行之气的演变，风、寒、暑、湿、燥、火之气的更移，必然会影响到人体五脏六腑的制化。五行配以天干，结合六气配以地支，以相生相克的关系，而保持生化承制的作用，是中医认识人与自然关系的重要命题和参考。运气理论认为，自然万物承袭相随，接绪制约，不亢不制，亢而制约。物极必反，盛极必衰。天有风暑湿燥寒气候变化，地有生长化收藏演变。有春花烂漫，则夏木繁荫，有秋水澄沏，则冬雪璀璨，四季更迭，即存在着自然调控、万物有序的规律。无论是自然事物还是人体，五行亢极则乖，强弱相残，强者愈强，弱者更弱。若亢而过甚则使其所胜者受害，而其所下承者必从而制之，使其过盛得到纠正，以维持相对平衡。由此可见，亢害承制的观点揭示出了天地自然万物运动变化规律及其相互协调与相互平衡的奥秘。

《内经》把五行看作宇宙的普遍规律，自然界万事万物的循环运动并非杂乱无章，各行其是，而是步调相应，井然有序。维持这种动态的有序的运动，是由于自然界内部有一种生化和制约并存的自稳调节机制。一年之中天气的变化受五行的制约，六气不亢是由于受到下承者的制约，有制约才有正常的生化，如果亢而无制则"生化大病"，必引起突变，病害丛生。张介宾在《类经图异》中说得更清楚："造化之机，不可无生，亦不可无制。无生则发育无由，无制则亢而为害，必须生而有制，制中有生，才能运行不息，相反相成。"天地间万事万物的运动变化始终离不开这种相互协调、相互制约的调节机制，才能保持自然界的动态平衡。

天地如此，人体也复如此。人体的生命活动也离不开生化和制约并存的调节机制。中医认为，人体的生理活动是以五脏为中心的五大系统之间的相互联系、相互作用，维持着动态的协调平衡。裘沛然先生认为，人体自身具有自我防御、自我抗病、自我修复、自我调节四大功能，人体依靠这些自稳调节功能维系着生命活动的有序进行。诚如《素问·天元纪大论》所说："形有盛衰，谓五行之治，各有太过不及也。故其始也，有余而往，不足随之，不足而往，有余从之。"《素问·气交变大论》也说："夫五运之政，犹权衡也，高者抑之，下者举之，化者应之，变者复之，此生长化收藏之理，气之常也。"所谓"权衡"，就是调节，依靠自我调节维持"气之常也"。

元代医家王履对危害承制理论阐发尤深，认为"亢则害，承乃制"是造化之"枢纽"，并引申至人体。若"亢有自制"则使"五脏更相平"，即一脏不平，所不胜之脏更相平之，平则生化不息；如"亢而不能自制"，则发而为病，故用汤液、针石、导引之法以助之，制其亢，除其害。以此理论指导临床颇有见地。

综上阐述，经文告诉人们人体和自然界存在着自稳调节系统，"亢则害，承乃制，制则生化"，是保持动态平衡的必要条件，这对于人们认识机体的正常生理以及病理状态，乃至临床治疗都具有普遍的指导意义。

13. 原文：木得金而伐，火得水而灭，土得木而达，金得火而缺，水得土而绝。(《素问·宝命全形论》)

赏释：

自然界的一切事物都是由木、火、土、金、水五种物质的运动变化构成的，这是具有哲学内涵的中国古代重要的五行学说思想，它对人们的思维方式产生了重大影响。该学说将五种物质的特性加以抽象，运用于万物，成为一种说明自然界普遍联系的哲学理论。经文中用伐、灭、达（同"通"）、缺、绝等词精确地概括了五行相克的关系。意谓木遇到金（金属），就要被削伐折断；火遇到水，就会被熄灭；土遇到木，就能通达；金遇到火，就会被融化；水遇到土，就会被阻断。这与金克木、水克火、木克土、火克金、土克水的五行关系是一致的，反映了五行之间矛盾的两个方面，抽象描述了自然万物都是遵循这种五行相克制约的规律。

该学说的重要意义不仅是以五行中抽象出来的特性归纳各种食物，更重要的是以五行之间的相生相克来阐释宇宙中各种事物和现象之间的相互联系和协调平衡关系，它在中医理论中占有重要的地位。该学说应用于中医理论，形成了以五脏为中心的五大功能系统，把人体五脏、六腑、肢体、管窍、经络联结成一个系统的整体。《内经》中该句经文一方面说明五行代表的人体存在的正常生理关系，即相互制约；另一方面也阐释在病理状态下，各脏之间相互以恢复常态的作用。五脏中脾属土、肺属金、肝属木、心属火、肾属水，从五脏相克关系来看，肺气清而下降，可抑制肝气上逆，肾水上济，可抑制心火的上亢，肝气疏通调达，可防止脾气的壅滞，心火温蕴，也可暖肺金的寒凉，脾气的运化，可制肾水的上泛。由此可见，人体五行系统中的各部分之间不是孤立的，而是密切相关的，每一部分的变化，必然影响着其他部分的状态，同时又受着五行系统整体的影响和制约。

本句经文所传达的思想启发人们，保持人体健康必须维持人体各脏腑的相对平衡，如果打破了这种平衡，人体就会发生疾病。因此，临床经常运用五行相克规律而制定治疗原则，以治脏腑失衡状态的疾病。如佐金平木，即清肝泻肺以治木火刑金；壮水制火，即滋肾清心以治水不济火等，这对当今中医诊疗起到重要的指导作用。有学者发现，五行学说具有现代系统科学思想，包含着系统论中的整体性、联系性、动态性及有序性规律。特别五行相克所反映的不是简单的双向作用，而是多因素，多变量的相互作用，这也正符合生命活动的复杂性。因此，该学说仍然有必要值得人们今后进行深入的探讨和研究。

14. 原文：五脏应四时，各有收受乎。（《素问·金匮真言论》）

赏释：

在中医的认识中，人身是一个有机的整体，同时又是自然天地有机的组成部分。人身与天地是相通、相应的，即所谓的"天人相应"思想。天人沟通的途径之一是"五脏应四时"（准确讲应该是五时，为做到脏与时的一一配属，故人把夏季的第三个月称为长夏，以配属脾），人有五脏，肝、心、脾、肺、肾，天有四时，春、夏（包括长夏）、秋、冬，五脏与四时有通应关系。

肝为风木之脏，为阴中之阳，其气主动，主生发。四时中，春季多风，阳气始动，万物始生，与肝气相应，故肝气在春季最旺，表现在脉象上，其脉弦。

心为火脏，为阳中之阳，其气主温煦，主推动。四时中，夏季炎热，阳气最盛，万物长养，与心气相应。故心气在夏季最旺，表现在脉象上，其脉钩。

脾为湿土之脏，为阴中之至阴，其气主运、主化。四时中，长夏多雨而潮湿，阳气运动变化，万物酝酿成熟，与脾气相应，故脾气在长夏最旺，表现在脉象上，其脉代。

肺为金脏，为阳中之阴，其气主敛、主肃降。四时中，秋季干燥，阳气以降，万物收获，与肺气相应，故肺气在秋季最旺，表现在脉象上，其脉毛。

肾为水脏，为阴中之阴，其气主封、主藏。四时中，冬季寒冷，阳气潜伏，万物闭藏，与肾气相应，故肾气在冬季最旺，表现在脉象上，其脉石。

需要说明的是，古人对时空是一体观察和认识的，四时季节的有序更替，必然伴空间万象的规律变化。在时空的转化中，先贤们自觉运用系统考察的方法，将五脏、五时与五方、五色、五窍、五味、五畜、五谷、五星、五体、五音、五味、五气、五数、五病等联系起来加以考虑，以探索自然和生命规律，在这种考察和探索中，逐步构建了四时五脏理论体系，这即是"五脏应四时，各有收受"的完整内涵。具体如下表，作为一个中医生，应牢牢谨记，娴熟不忘，以利于临床诊病时，随时运用，信手拈来。

五藏应四时，各有收受配五行表

分类 五脏	肝	心	脾	肺	肾
五行	木	火	土	金	水
五时	春	夏	长夏	秋	冬
五方	东	南	中	西	北
无色	青	赤	黄	白	黑
五窍	目	舌	口	鼻	耳
五味	酸	苦	甘	辛	咸
五富	鸡	羊	牛	马	彘
五谷	麦	黍	稷	稻	豆
五星	岁	荧惑	镇	太白	辰
五体	筋	脉	肉	皮毛	骨
五音	角	徵	宫	商	羽
五数	八	七	五	九	六
五气	臊	焦	香	腥	腐
五病	惊骇	五脏	舌本	背	溪

"五脏应四时"理论是先秦"天人相应"和"五行学说"在医学领域的集中反应，是古代医家结合临床、天文、地理、哲学、气象、物候等多学科总结出来的自然规律，是中医藏象学说的核心支撑，开创了多学科交叉研究生命现象的典范，值得进一步挖掘和继承。

15. 原文：心恶热，肺恶寒，肝恶风，脾恶湿，肾恶燥。（《素问·宣明五气论》）

赏释：

该句讲五脏对自然界五气所恶的一般规律。心为火脏，主血而藏神，其质本热，热气太过，则血流急疾，心神被扰而出现心烦、心悸等心火之症，故心恶热；肺为金脏，主气而司呼吸，其质娇嫩，不耐寒热，外感寒邪或内伤寒饮则肺气被遏而出现恶寒、咳嗽等肺寒之症，故肺恶寒；肝为风木之脏，主筋而藏血，其性主动，风气太过则动筋耗血而出现肢体肌肉震颤、抽出等肝风之症，故肝恶风；脾为土脏，主运化水湿，湿气太过则脾运失健而出现纳呆、便溏等脾湿之症，故脾恶湿；肾为水脏，主水而藏精，燥气太过则肾水被耗而出现咽干口渴、尿少、便结等肾燥之症，故肾恶燥。

本句中五脏所恶，热、寒、风、湿、燥皆为自然界之外气，而后世随着临床实践的发展，对该句经有进一步发挥。

心恶热，除外感温热之邪可引动心火，过食辛辣食物、温补药品都可助阳生火；情志过极亦会生热化火，从而出现心烦、心悸、失眠、燥热等心火之症。肺恶寒，除外事寒邪寒饮可影响肺脏功能，心、脾、肾阳气虚则中寒内生，肺、脾、肾功能弱则内饮停聚，内寒、内饮亦会损伤阻遏肺气，出现恶寒、咳嗽、痰多质稀等肺寒之症。肝恶风，除外来风邪可伤肝动风，肝肾阴虚，肝阳上亢亦能化风；肝血不足、血不养筋亦会生风，从而出现头晕肢麻、肢体肌肉震颤抽搐等肝风之症。脾恶湿，外来湿气固然可以出现困脾，过食肥甘厚味，过度贪凉饮冷，亦能化湿生痰，困遏脾阳而出现脘闷呕恶、身重肢困、纳呆便溏等脾湿之症。肾恶燥、除恶外来燥气，久病失治、房事不节亦能耗伤肾水而出现腰腹酸软、耳鸣耳聋、形体消瘦、咽干口燥、尿少便结等肾燥之症。

"五脏所恶"，其实质是讲影响五脏正常功能的热、寒、风、湿、燥等五种因素。无论外来自然之邪侵袭导致五脏功能失调或饮食起居失常，五脏功能失调，而内生五邪，其结果都是人体健康受损。所以日常生活中我们要注意外避自然太过之五气，内调生活饮食起居，从而保护五脏功能，防止疾病，增进健康。

16. 原文：心为汗，肺为涕，肝为泪，脾为涎，肾为唾。(《素问·宣明五气》)

赏释：

中医认为汗、涕、泪、涎、唾，是人体津液在不同部位的不同表现形式，由五脏之气所化，对局部起滋润和濡养作用，故又称"五脏化五液"。

心为汗：汗是人体阳气蒸发津液于体表而成，具有濡润肌肤皮毛的作用。汗液的排泄受心神的直接控制。天冷则腠理闭而无汗，天热或衣被过厚则腠理开而汗出。情绪过度紧张时，则手心、额头、前胸等部位容易出汗。汗出异常与心有密切相关。心阳气虚，则易心悸汗出；反之，汗出过多往往导致心阳气受伤，出现心悸、气短等症，故心在液为汗。

肺为涕：涕是存在于鼻腔和呼吸道的津液。正常状态下，涕液的分泌不多不少，而不会无故流出，又保持鼻腔和呼吸道的湿润，以利于其功能的正常发挥。涕液的分泌受肺气的控制和调节。肺气病，则涕液异常。如风邪侵犯肺系，肺气不能正常宣降，则或流涕不止，或鼻腔、呼吸道干涩；肺气亏虚，则经常鼻流清涕。故肺在液为涕。

肝为泪：泪是存在于目内的津液。正常状态下，具有清洁濡润目睛，以使目睛清晰，视物清楚，转动灵活，同时情志有变，息怒悲忧时，通过流泪的方式反亦可以调节气机。肝开窍于目，目正常功能的发挥和泪液的分泌均受肝气控制、调控。肝气病，则泪液分泌异常。如肝阴血虚，则或迎风流泪、泪流不禁，或目睛干涩、视物不清。故肝在液为泪。

脾为涎：涎是存在于口腔的津液中清稀的部分，具有濡润口腔，帮助消化，保持正常味觉的作用。脾开窍于口，涎液的分泌受脾气的调控。脾气病，则涎液分泌异常。如湿热蕴脾，脾气不化，则涎出过多，味觉异常；脾胃阴虚，则涎液不足，口腔干燥。故脾在液为涎。

肾为唾：唾是存在于口腔津液中稠厚的部分。与涎的生理功能大致相同。肾的经脉上系于舌根两侧，故唾液的分泌受肾气的调控。肾精充足，肾气旺盛，则唾液分泌适量，功能正常。若肾气亏虚，则自觉口中唾液较多，频频不自主吐唾；肾阴亏虚，则口干少津，牙齿枯燥。故肾在液为唾。

"五脏化五液"使我们认识到，汗、涕、泪、涎、唾这些体液的情况与五脏功能有密切关系，所以可通过它们的变化来早期察知内脏的病变，做到有病早治。

17. 原文：精之窠为眼，骨之精为瞳子，筋之精为黑眼，气之精为白眼，肌肉之精为约束。（《灵枢·大惑论》）

赏释：

该经文中，骨、筋、血、气、肌肉分别代指肾、肝、心、肺、脾，意为眼是五脏精气之所聚，肾之精气聚于瞳子，肝之精气聚于黑眼，心之精气聚于目内眦赤脉，肺之精气聚于白眼，脾之精气聚于上下眼胞。

人眼具有感知光明、视万物、别黑白、审短长的作用，是人心灵的窗口，心神的表现，脏腑精气盛衰的反应。《灵枢·大惑论》曰："目者，五脏六腑之精也，……神之所生也……心使也。"人有无神气，脏腑精气旺盛与否，心神是否灵动，往往从眼睛的表现就可以看出。若脏腑精气旺盛，神气充沛，心神灵动，则双目光彩奕奕，炯炯有神，机敏锐利；反之，则目光暗淡、呆滞、无神。故说"精之窠为眼"，眼是五脏精气所聚。

该句经文的论述和认识，成为后世眼科"五轮学说"的肇端。后世医家将眼分为"五轮"，即"肉轮"（上下眼睑）、气轮（白眼）、血轮（内外眦）、风轮（黑眼）、水轮（瞳子）。由于"五轮"系脾、肺、心、肝、肾五脏精气所聚，所以眼不同部位的疾病，就与相应脏腑功能失调有关。

肉轮属脾，故上下眼睑的病多与脾胃有关。脾主运化升清，脾气健运，则眼睑功能正常；若脾气虚弱，升清不及，则筋脉迟缓，上睑下垂；若脾胃蕴热，外受风邪，则眼睑肿胀发痒，睑生粟粒，或眼睑赤肿，或睑弦赤烂，烂弦倒睫。

气轮属肺，故白眼的病多与肺有关。肺主气、主宣降。若肺气不宣，血气不畅，复加外受风邪，则白精红赤，热泪如汤，甚则白精肿胀，羞明涩痛，胞肿如桃，眵多胶黏。

血轮属心，故内外眦的病多与心有关。心主血主火。若心经火盛，复受风热邪毒，则赤脉鲜红，壅涩胀痛，眵多热泪，羞明怕光，甚则胬肉攀睛。

风轮属肝，故黑眼的病多与肝有关。肝主疏泄藏血，外应风木。若肝虚而外受风邪，风寒相兼，则乌珠不圆，视物不清，头痛目眩；风热相兼，则目珠刺痛，羞明流泪，内生云翳，视物模糊，甚则黑睛破溃。

水轮属肾，故瞳子的病多与肾有关。肾内藏水火，主濡养温煦。若肾水亏虚，目珠失养，则目内干涩，视物昏朦，如云物遮睛；若肾火不足，目珠失温，则头晕眼花，冷泪长流；肾水枯竭，则瞳神发白；相火上浮，则瞳神发红。

五脏藏精上注于目的论述，体现了中医整体观的认识论和"司外揣内"的方法学特征，迄今为止仍然是中医眼科的重要指导理论。

18. 原文：藏于精者，春不病温。（《素问·金匮真言论》）

赏释：

《素问·金匮真言论》云："夫精者，身之本也，故藏于精者，春不病温。"意为精气是人体生命活动的根本，所以养生防病的关键在于保护人体之精气。保护精气的最重要原则就是顺应四时阴阳规律"与万物沉浮于生长于之门"，春天"夜卧早起，广步于庭，被发缓形""生而无杀,予而无夺,赏而无罚",养精气之生;夏天"夜卧早起,无厌于日,使志无怒,使华英成秀,使气得泄",养精气之长;秋天"早卧早起,与鸡俱兴,使志安宁""收敛神气",养精气之收;冬天"早卧晚起,必待日光,使志若伏若匿""去寒就温",养精气之藏。一年四季中精气的生、长、收、藏是环环相扣的,若冬季起居失常、房事失节、劳作太甚、情志过极就可使精气耗伤而失于封藏,至来年春的萌动之时,因生气不足而患温热病。

反观现代社会就会明白,为什么科技发展日新月异,人们的物质生活条件也有了根本改善,人类的健康水平却在基本控制了传染性疾病后,就再没有更大提升,现代生活方式……导致精气生、长、收、藏失序……已成为危害人类健康的最重要因素。现代科技和物质文明使得人们生活安逸,体力活动减少,春夏之季精气失于生长;工作压力大,生活节奏快,作息时间紊乱,夜生活过度,秋冬之季精气失于收藏。复加人际关系复杂,社会缺乏温情,精神长期处于紧张、焦虑、抑郁的状态之中;饮食不节制,过食肥甘厚味,生活无规律,过度吸烟、饮酒等,这些因素可使人脏腑功能失调,气血运行失常,使机体处于"不藏精"状态。久而久之,就会出现胃肠功能失调、代谢功能紊乱、自身免疫功能失衡等,从而导致恶性肿瘤、心脑血管疾病、内分泌系统疾病、血液系统疾病、自身免疫性疾病等生活方式性疾病的发生。

可以说,该句经文是现代生活方式性疾病预防和治疗的指导性原则。

19. 血气者,喜温而恶寒,寒则泣而不能流,温则消而去之。(《素问·调经论》)

赏释:

该经文全句意为人体血和气的特性是喜温而恶寒,寒则血气运行迟涩甚至瘀滞,温则瘀滞之血气就会消散而运行复于流畅。

《素问·调经论》主要论述了经络气血运行在人体生理、病理、治疗等方面的意义，提出了"五藏之道，皆出于经隧，以行气血。血气不和，百病乃变，化而生，是故，守经隧"认识。生理上，经隧（或者叫经络、经脉）具有通五藏、运行一身气血的作用；病理上，经隧血气运行失常是百病发生的原因；治疗上，守经隧，调理经隧血气就是治疗的大法。故本篇取名《调经论》。

导致血气运行失常的原因很多。

第一，天气的寒冷。寒邪一方面可以损伤人体阳气，使血气运行无力；另一方面可以使气机收敛，经脉收缩拘挛，血气运行不理，两方面交织，便会出现经络血气运行迟涩，甚至瘀滞。治疗上当用温法，温不仅可以帮助阳气以推动血行，还可缓解经脉拘挛，故可使瘀滞之血气消散，恢复其正常运行。

第二，情志过极亦可导致血气运行失常。《素问·举痛论》说："怒则气上，喜则气缓，悲则气消，恐则气下，……惊则气乱，……思则气结。"气为血帅，血为气母，气机失常，则血运失常。血气运行失常，则百病变化而生，故说"百病生于气也"。

第三，饮食不节，过度饮酒。《素问·生气通天论》说："因而饮食，筋脉横解，肠澼为痔。因而大饮，则气逆。"饮食不节则脾胃受伤，中焦不运，气血阻滞而生泻痢、痔疮等疾患。过度饮酒则气机上逆，易生薄厥。

第四，劳逸失度。《素问·举痛论》说："劳则耗气"，《素问·宣明论》说："久卧伤气，久坐伤肉。"过劳则气血耗伤而运行失常，过逸则气血不畅而运行失常。

第五，堕坠损伤。《灵枢·贼风》说："有所堕坠，恶血在内而不去。"堕坠损伤可使瘀血留滞于经络脏腑内，导致气血运行不畅。

综合观之，该句经文的意义，不仅在于指出了寒温对血气运行的影响，更重要的指明了血气运行的正常与否对人体健康的重要性。血气和畅，则人健康不病，张仲景所谓"若五脏元真通畅，人即安和。"血气运行失于和畅，则百病变化而生。这就提示我们，在日常生活中要注意避免影响血气正常运行的因素，以达养生防病的目的。

20. 原文：人有髓海，有血海，有气海，有水谷之海。（《灵枢·海论》）

赏释：

《灵枢·海论》指出人有四海，脑为髓海，冲脉为血海，膻中为气海，胃为水谷之海。

古人认为，地有清、渭、海、湖、汝、渑、淮、漯、江、河、济、漳等十二条河流，东、南、西、北四海，"人与天地相参"，故人身有十二经脉、四海与其相应。中医四海理论是"天人相应"思想指导下，对人体髓、血、气、水谷精气汇聚之处的描述和概况。

髓在骨内，由肾精所化生，有赖后天水谷精气的营养。脑居颅内，由髓汇聚而成，故称髓海。脑有主宰人整个生命活动的功能，（从精神意识到感觉运动）。髓海充足，则人意识思维清晰，运动反应灵敏；髓海有病或不足，则人精神不振，喜卧懒动，腰膝酸困，头晕耳鸣，目眩目昏；髓海有余，则人精神狂躁，妄言妄动，轻劲敏捷，气力倍于常人。

冲脉起于腹胞中，下出会阴，前与足少阴经、任脉相并，后与督脉相并，下沿骨内侧至足，通行人体前后、上下、内外，主灌渗全身气血，为十二经脉之海，又称血海。血有养神的作用，神即人的精神、感觉、思维等活动。血海有病，或有余而血实，瘀血留滞，或不足而血虚，神失所养，均可表现出幻感幻视、狂躁失眠等感觉精神方面的异常。膻中，其位置有多处说法。此处所说的膻中，即胸中，肺之所居，宗气所积之处。宗气是由肺所吸入的自然界清气与脾胃运化的饮食水谷精微结合化生而成。具有走息道而行呼吸，贯心脉以行气血的功能，人的视、听、言、动、呼吸、心律等都与之有关。气海有病，或有余而胸中满闷，喘促不安，心烦面赤；或不足而少气懒言。

胃又称胃脘，具有受纳腐熟水谷的功能，与脾合称"后天之本"。饮食水谷入于胃，经胃腐熟后下传小肠，其精微再经脾之运化而营养全身。水谷之海有病，或饮食停滞有余而腹胀腹痛；或胃弱不足而饥不欲食。

四海理论是中医经络学说的有机组成部分，对脑部及神经性疾病、感觉精神异常疾病、心肺和脾胃疾病的针灸与药物治疗，具有不可替代的指导意义。

21. 原文：阳气尽，阴气盛，则目瞑，阴气尽而阳气盛，则寤矣。(《灵枢·口问》)

赏释：
本句经文讲的是中医对人体睡眠机制的认识。

人之一生中约有三分之一的时间在睡眠中度过，它对人的心身健康十分重要。夜间充足而高质量的睡眠，可以及时消除人体疲劳，恢复在白天工作和生活中耗费的体力和精力，觉醒后使人精力旺盛，思维清晰。反之，睡眠时间不足或质量不高，人体就得不到及时充分的休息和恢复，觉醒后仍感疲乏，甚至出现头痛、头晕、心烦等症状。长期睡眠失常还会使人精神萎靡，注意力不集中，反应迟钝、健忘，严重者可以导致精神分裂和抑郁等问题。

现代研究表明，人脑部存在两个系统：一个促进睡眠，一个促进觉醒，称为睡眠……觉醒系统。睡眠……觉醒节律的调控主要由神经递质、神经肽、激素、体温等许多内源性生理节律的时相活动维系。神经递质分泌和人神经系统功能活动的昼夜节律确保了睡眠……觉醒节律的正常循环，睡眠……觉醒节律是人类长期进化过程中主动适应自然的结果。

中医认为，"人以天地之气生，四时之法成"，人体睡眠机制的形成是"天人相应"的必然结果。人源于天地，在与天地万物共同演化的过程中，必然要受到大自然周期和节律的影响和制约。天地自然有阴阳消长、昼夜晨昏的周期和节律，人身阴阳亦随之变化。睡眠是人身正气（阳气）升降出入运行于机体的结果。鸡鸣，人身阳气渐从阴分生升；平旦，阳气出于阴分而远行于外，故人处于醒寤状态，气力充沛，可以从事各种劳作活动；黄昏，阳气渐沉降而复入阴分，人活动减少，感觉疲倦；夜间，阳气潜藏，阴气主事，人即入寐。

如果这种升降出入的规律紊乱，就会出现睡眠的异常。轻者难以入寐、时寐时醒、或寐常醒、醒后不易再次入寐，寐而早醒，重者彻夜难眠。中医治疗通过养阴制阳、补阳配阴、导阳入阴、交通阴阳等方法，达到燮理阴阳、调理疾病的目的。

22. 原文：邪气盛则实，精气夺则虚。（《素问·通评虚实论》）

赏释：

该句经文意为邪气亢盛则表现为实证，精气（亦即正气）脱失则表现为虚证。这是中医病机认识中关于虚实病机的经典定义。

中医对疾病病机的认识，关键是八个字，称为八纲，即：阴阳、表里、寒热、虚实。其中阴阳是指导性和方向性的，统领其余六纲。六纲中，表里讲病位，寒热、虚实讲病性。而寒热侧重于从邪的方面判断病性，虚实侧重于从正的方面判断病性。

邪气盛则实是说邪气充斥机体，但正气没有脱失，能积极与邪抗争，邪正相搏，斗争剧烈，故临床上表现一系列反应剧烈有余的证候。如外感热病的初、中期，食积、气郁等导致的内伤病证。临床主要表现为：面赤、气粗、腹胀满、苔厚、脉实等。这些病虽然看起来症状较重，但正气强，如能正确治疗，一般病程较短，对机体危害较小，较易恢复。

精气夺则虚，是说精气脱失，正邪斗争无力，临床上表现出一系列虚弱、衰退、不足的证候。如外感热病后期、暴病吐利、大汗、亡血，各种慢性病日久等。临床主要表现为：神疲乏力、气短自汗、畏寒肢冷、食少便溏、脉虚无力等。这些病证虽看起来症状不那么重，但正气弱，病程长，即使治疗正确，恢复也比较缓慢，有些甚至不能完全彻底康复。

所以说虚实病机判断，其矛盾之主要方面始终在于正气之脱失与否、强弱盛衰。

值得一提的是，由于邪正斗争是动态的而不是静止的，且临床上病人体质千差万别，所受病因纷繁复杂，影响因素不可胜数，故邪正消长过程中，不仅可以产生比较单纯的的虚或实证，还会出现虚实错杂之证，而且后者占绝大多数。如以虚为主，兼有实邪的虚中夹实证；先实后虚的因实致虚证；先虚后实的因虚致实证；上虚下实证；上实下虚证；真实假虚证；真虚假实证等等。

知道了虚实病机及预防之关键在于正气之脱失与否、强弱盛衰，那么平素就要注意保养正气，防止其脱失（如静思宁神以养心、劳作有节以养肝、饮食有常以养脾、吐纳调气以养肺、节欲保精以养肾），从而达到防病健身、延年益寿的目的。

23. 原文：生病起于过用。（《素问·经脉别论》）

赏释：

"生病起于过用"是中医学重要的发病观。原文讲："故饮食过饱甚，汗出于胃；惊而夺精，汗出于心；持重远行，汗出于肾；疾走恐惧，汗出于肝；摇体劳苦，汗出于脾。故春夏秋冬，四时阴阳，生病起于过用，此为常也。"

病生于"过用"，主要指作用于人体的内外因素超出了机体的正常承受和调节范围，从而导致疾病的发生。对这些内外因素，《内经》原文总结了饮食、情志、劳倦、"四时阴阳"等几个方面。

其一，饮食过用。"民以食为天"，规律而有节制的饮食是人赖以生存的物质基础。而饮食失节，大饥大饱、过寒过热、五味偏嗜等则是多种疾病的发生原因或诱发因素。饮食过用最常导致的是胃肠疾病，营养性疾病、代谢性疾病、肿瘤、心脑血管疾病等。临床上因饮食过用致病的例子比比皆是：过多摄食高脂肪、高热量的食物，会引起高脂血症、肥胖症；饮食不节或不洁可引起急性肠胃炎、急性胰腺炎、急性胆囊炎等；饮酒过度可导致急性酒精中毒和依赖，并可产生抑郁、急躁等继发症，同时还会影响人体免疫功能。

其二，情志过用。喜、怒、忧、思、悲、恐、惊七种情志变化，是人对外界客观刺激的正常情感反应。而突然强烈或长期继续的情志刺激，超出人体正常的耐受和调节范围，则会使机体脏腑阴阳气血失调，导致心脑血管疾病、消化系统疾病和自主神经系统功能紊乱等。如过喜会出现心律失常、心绞痛等；过怒会导致胆绞痛、胆囊炎发作，大怒还会引起脑血管意外；过分忧思则引起消化性溃疡等病。

其三，过劳。机体过劳包括劳力、劳神、房劳过度。正常的体力、脑力劳动，规律而有节制的房事活动，可以使人气血条畅、筋骨强健、深思敏捷、阴阳和合。若劳力、劳神、房劳过度，又会伤及人体气血阴阳而致病。现代社会，过劳对人体健康的影响日益引起人们的重视，"过劳死"亦成为人类生命的一个威胁。美国已将近年来才出现的新疾病"慢性疲劳综合征"与霍乱、疟疾、丙型肝炎等一类传染病列入同一个预防类型，美国成年人该病的发病率为0.42%，白领中发病率更高。"过劳死"一词源自日本，其定义为：由于过度的工作负担（诱因），导致高血压等基础性疾病恶化，进而引起脑血管或心血管疾病急性循环器官障碍，使患者死亡。

狭义而言，"生病起于过用"主要包括以上三个方面，广义而言，"过用"还应包括"四时阴阳"变化过用。一年四季，春夏秋冬，阴阳变化，是自然万物（包括人）生长化育的前提和基础。

四时阴阳变化有常或人体顺应变化能力正常，则健康不病。反之，若四时阴阳变化太过不及，或机体顺应能力下降，则会患病。现代医学认为，气候异常往往为病原体提供了滋生和蔓延的条件，有时成为某些疾病复发、急性发展或流行的因素。恶劣气候如严寒、闷热及气候剧变，可使人组织器官功能发生障碍，诱发心肌梗死、脑出血等。

懂得了"生病起于过用"的道理，在养生方面就要生活起居有常，顺应四时阴阳规律；调节饮食，谨和五味，合理搭配，饥饱适中；调摄精神情志，保持精神愉快，意志宁静；劳逸适度，注意劳逸、动静结合，从而达到增强体质、延年益寿的目的。

24. 原文：久视伤血，久卧伤气，久坐伤肉，久立伤骨，久行伤筋。（《素问·宣明五气》）

赏释：

视、卧、坐、立、行是人生命活动的五种体态，有动有静，有劳有逸。生命活动既不能过静过逸，也不能过动过劳。过静过逸，久卧、久坐，则血气不流通，会伤及人体。过动过劳，久视、久立、久行，超出了人的正常调节，和耐受范围，亦会损伤人体。

久视伤血。中医认为，人身精气皆上注于目，但目与血的关系最为密切，目得血滋养才能视物、辨物，用目过度又会伤血。日常生活中，如长时间读书看报，或沉迷于电视、电脑，就会引起视力疲劳，出现双目干涩、视力下降、头晕眼花、心悸失眠等血虚症状。故生活中一定注意用眼卫生，不可长时间、过度用眼。

久卧伤气。适当的休息和睡眠可以养气，有助于及时消除人体疲劳，恢复旺盛的体力与脑力。但长期卧床、过度睡眠又会使人气血不畅，脏腑活动功能减弱，出现精神不振、疲倦乏力、食少、纳呆、头晕气短等气虚症状。因此，保持适度运动是非常必要的。

久坐伤肉。人体在活动后，适当的静坐休息，可以使活动之余的气血津液滋养肢体肌肉，使肌肉丰满健美。久坐，一方面会直接使人气血津液运行瘀滞，肢体肌肉失其所养；另一方面，会影响脾胃运动消化，使人不思饮食，气血津液生化无源，从而使肢体肌肉失养，出现肌肉消瘦、萎缩、肌力减退等症状。

久立伤骨。适当、适时地站立，可以锻炼骨骼与关节，促进其正常的功能活动，尤其是青少年，在生长发育期，更应重视这一点。长时间的站立，又会导致骨骼与关节过劳，下半身气血运行迟滞，出现腰酸背痛、腿软足麻等症状，严重者可使骨骼与关节发生病变、功能障碍，甚至导致畸形。老年人因肾精亏虚，体力不支，更不应久站久立。

久行伤筋。适当的走动、跑步，可以使人体经筋更加柔韧强健、运动灵活。长时间的运动，又会使筋肉处于一种紧张和疲劳状态，变得脆弱，容易受伤。若活动量过大或活动过猛，更可能出现筋肉、关节的扭伤、挫伤，导致运动障碍。

"五劳所伤"提示我们，健康的生命活动应该是动静结合、劳逸适度的。

25. 原文：胃不和则卧不安。（《素问·逆调论》）

赏释：

该句表明病位在"胃"，病机为"不和"，症状表现为"卧不安"。此处"卧不安"，主要有两层意思：一是指呼吸气喘，不能平躺的意思；一是指胃中不适，不能安睡的意思。

中医所说的胃，属六腑之一，其与脾以膜相连，位置同居于中焦。脾主升，胃主降，乃人体气机升降之枢。胃的特性"以降为和"，"胃不和"即为胃不降反升，则为气机异常，中医称谓"胃气上逆"。胃气上行，气机逆乱，直接迫击到肺。因肺主气，司呼吸，人体呼吸正常有赖于肺气一宣一降的功能调和。若胃气逆转而上行，影响肺气的宣降，则出现呼吸气喘、不能平卧，表现为患者的一种强迫性体位。

胃腑的生理功能是受纳、腐熟水谷。也就是说，饮食物入胃之后，经过胃的初步消化，再进入小肠，进一步的消化吸收，正如中医所说"胃实而肠虚，肠实而胃虚"。中医认为，六腑"传化物而不藏"，"以通为顺"，"以通为用"，胃属六腑之一，亦然。"胃以降为和"，"和"既是脏腑功能正常的高度概括。胃"不和"，最初意为指胃气失和，饮食停滞胃脘，浊气上逆，扰动心神，则胃部不适、不能安睡。后世对此认识逐渐扩展，从现代临证看，胃"不和"可表现为胃腑自身不和，如：饮食停滞、痰湿阻滞、胃火炽盛、胃阴亏虚等，亦可表现为与其他脏腑的功能不调和，如：肺胃不和、肝胃不和、脾胃不和、肠胃不和等等。以上因素均可导致胃腑失和，升降失司，功能紊乱及其他诸多病症。《内经》认为，人体正常的睡眠与卫气循行密切相关，卫气的周流有昼夜、阴阳之分，白天卫气行于阳分，夜间则入于阴分，若夜间卫气滞留阳分，不能入于阴分，就会导致阳气盛实，不能入睡。《内经》认为，卫气出于胃，故胃不和，卫气循行失常，则出现失眠。

以上从中医理论层面分析了因"胃不和"而导致呼吸异常、睡眠障碍的机理。从现代医学研究与临床来看，胃与呼吸、睡眠确有密切关系，尤其是与睡眠的关系，愈来愈受到重视。某些胃病可引起不眠，失眠亦可加重胃病。

"胃不和则卧不安"，这句《内经》中的经典，为临床诊疗工作拓展了思路，提示医生应当辨清病因，把握病情。最重要的一点认识是，"和"是临证施治的尺度，启发我们治疗疾病的方法在和调，不偏不倚，以和为贵。正如《内经》所说："因而和之，是谓圣度。"

26. 原文：血气不和，百病乃变化而生。(《素问·调经论》)
赏释：
该句说明多种疾病发生的根本原因在于"血气不和"。
中医认为，气血是人体生命活动的原动力，是脏腑功能活动的物质基础，血气状态和调是维系人体健康的重要条件。当气血由于某种原因的影响而出现不和调时，机体乃生变化，疾病就会因此而生。

本句的一个中心词为"和"，"和"字有和缓、平稳、协调、均衡的意思。中医非常强调"和"，比如我们常说，人的脉象应该缓和，人的心态应该平和，人体五脏应该安和，人体气血应该调和，人体应该保持阴阳平衡和谐的状态，等等。中医有句话叫作"气血流通为贵"，强调了气血呈现"流通"的状态对人体的重要性，此是人体最佳的生理状态。在此前提下，五脏安和，经脉通利，气血和畅，人感觉自在舒适，疾病便无从而生。

倘若气血"和"的状态被某些因素破坏，便会出现气血不和，为此"不和"者，中医皆称为邪气，此邪气可因外也可因内，病可为实亦可为虚。详言之，外可因六淫侵袭，内可因情志所伤，实可为气滞血瘀，虚可为气血两虚、气虚血瘀、气不摄血、气随血脱等。为此诸般病证，人体五脏、六腑、经络等皆会出现异常，疾病因此而生。

可见，气血调和对于人体是何等的重要。要想避免疾病的发生，必须懂得调和气血，使气血相和，才能永葆健康、生机和活力。

27. 原文：气相得则和，不相得则病。（《素问·五运行大论》）

赏释：

《内经》运气"七篇大论"将气候、物候、病候的变化，纳入"五运"和"六气"两大系统，从时间和空间的统一整体上考虑和研究它们之间的相互关系。中医的运气学说认为，运气有太过、不及、胜复、郁发等具体变化，气候、物候、病候也会发生相应变化。

该句以"气"为中心词，可以理解为气候，关键在于"相得"与否。所谓"相得"即季节与气候相应，相得则正常气候，不会致人于病；"不相得"即季节与气候不相应，为异常，可以致人于病。此句将气候作为导致疾病发生的重要因素阐发，中医所说的气候，即指自然界中的风、寒、暑、湿、燥、火六种气象因素，在正常情况下，称为"六气"，能够滋养万物。若此六气太过、不及或非其时而至，则会成为致病因素，此时称为"六淫"，会影响及人，导致人体的生理功能异常。

中医认为，人体脏腑、经络、气血的功能活动与自然界的四时气候变化有密切关联，如《内经》有云："春生、夏长、秋收、冬藏"；还有"春三月……夏三月……秋三月……冬三月……"四时不同的养生方法等等，均说明人体形成了与四时气候变化相适应的规律，若顺应此自然规律，则人体健康；若悖逆此规律，则人体易生疾病。

人罹患疾病后，疾病的发展变化甚至用药治疗亦受到气候变化的影响。如《内经》认为："用寒远寒，用凉远凉，用温远温，用热远热，食宜同法。"说明用寒性药物应避寒冷的天气，用凉性药物，应避开凉爽的天气，用温性药物应避炎热的天气，饮食与用药的原则是一致的。用药的寒热温凉在此暂且不谈，饮食便是常见的问题。现今水果市场，可见许多反时气的水果新鲜上市，人们总以为物以稀为贵，常常购买食用，殊不知，很多疾病多由此而生。比如冬天天寒地冻，若食用性味寒凉的西瓜或冷饮等，则会损伤胃阳，导致胃痛、泄泻、痛经等；炎炎夏日，若多食辛燥热辣的火锅，则会耗气伤津，导致津液亏损、阴虚火旺等证。诸多疾病皆是不良生活习惯、嗜好所引起的。认识到中医所谓四时气候变化，懂得顺时养生，对避免疾病，保持健康是非常重要的。另外，中医强调"治未病"，其基本原则是"因时因地因人制宜"。其中"因时制宜"即是强调未病先防，要注意四时气候的变化。

"气相得则和，不相得则病"，深刻、精确地揭示了中医学病因理论的精深微妙，并对疾病的预防、诊治及养生理论都具有重要的指导意义。

28. 原文：风者，善行而数变。（《素问·风论》）

赏释：

该句阐明了风邪致病的主要特性是"善行""数变"。

"善行"，指发病部位游走不定；"数变"指发病、传变迅速，病情变化无常。

"风"乃自然界中的正常气候因素，是自然万物生长的必要条件，正常情况下，对人体无害，不会致人发病，中医称之为"风气"。但若风气太过，或当人正气不足，抗邪能力下降时，"风"即成为一种致病因素……"风邪"。

中医运用取类比象的方法认识疾病，自然界的"风"变化迅速无常，飘忽不定，无处不到。当"风邪"作为致病因素时，则可导致发病、传变迅速、病位行窜、游走不定，病情变化无常等。风邪又有内风、外风之分，内风主要为肝风，外风又有风寒、风热等不同。例如风邪偏盛所致之痹证，其病变表现为关节疼痛部位游走不定，故亦称"风痹""行痹"；再如肝风所致之"中风"，相当于现代医学的急性脑血管意外，其表现为起病急剧、变化迅速、猝然昏倒、不省人事、口眼歪斜、半身不遂等，其致残率、死亡率高。了解风邪的治病特性，对于临床诊治具有重要意义。若外风袭表，则可祛风、散风以解表；肝风内动，则可平肝、镇肝以熄风，皆是针对风邪的致病特性而制定的治疗方法。

29. 原文：夫百病，多以旦慧、昼安、夕加、夜甚。（《灵枢·顺气一日分为四时》）

赏释：

"人与天地相应"是中医学基本的学术思想。该句强调了人体发病与一日四时的密切联系，反映了疾病随昼夜晨昏变化而变化的特征。

本句说明大多数疾病的病情规律是：早晨症状较轻，白天病情平稳，傍晚症状开始加重，夜里病情最为严重。中医认为，阳气有抗御病邪的作用，人体阴阳之气随自然界昼夜消长、盛衰更替，正、邪之间亦有此消彼长的变化。早晨阳气如冉冉朝日逐渐升腾，白天阳气相对偏盛，反映于人体则精气神比较活跃，病邪相对较轻，表现为病情的轻浅、平稳；傍晚阳气如落日渐衰退，则阴气相对偏盛，病邪较白天为重，病情则显得沉重。

该句对于认识人体疾病情况下病情的变换及辨证施护具有积极意义。如据现代医学统计，半夜是一天中发病率、死亡率最高的时段，某些患有慢性基础性疾病的人群，如心肌梗死、脑梗死、胃和十二指肠溃疡、哮喘等，应在夜晚提高警惕、加强护理，以防不测。

该句虽语出两千多年前的《内经》，但与现代医学所提及的生物钟的"昼夜节律"理论相吻合。生物钟就像一张时刻表，支配着人体的一切生理活动，如呼吸、血压、脉搏、神经、内分泌等，使之都有高潮、低潮的起伏变化。如果人的活动与之节律合拍，则利于人体的健康；反之，则破坏人体的健康。若人体已病，则病情亦随此节律而变化，即旦慧……

30. **原文**：同时而伤，其身多热者易已，多寒者难已。（《灵枢·论痛》）

赏释：

该句揭示了因个体体质差异，而对病邪的反应亦不同的道理。

中医认为，体质是个体在形态、功能和心理素质方面的特殊状态，在病理情况下，体质关系到发病的状态、病变的过程和预后。中医学文献记载："人感邪气虽一，因其形脏不同，或从寒化，或从热化，或从虚化，或从实化，故偏不齐也。"一般来说，正气强、阳气盛体质者，受邪后多见热证、实证，且病后易愈；正气虚、阴气偏盛者，则多见寒证、虚证，病后难愈。可见，体质的强弱、阴阳的偏颇差异，不仅关系到受邪后是否易于发病，而且也决定着疾病的预后转归。体制强者，不易发病；体质弱者，则易于发病；体质偏阳盛或偏阴盛者，决定其受邪后转热或转寒，阳盛体质多热化，易治，预后好；阴盛体质多寒化，较难治，预后较差。

从临床观察看，为什么同样冒雨涉水，有人患病，有人则不病；即使得病，有人患感冒，有人发哮喘，有人发为关节炎，有人罹患腹泻或胃痛；即使是感冒，有人表现为风寒性，有人则表现为风热型。这些现象说明人的体质因素发挥了关键作用，是机体决定了人感邪后是否发病，所发病的病种、证候、病变的转向及预后等等，诸多内容亦不相同。

该句非常具有现实的启发意义，比如现代人非常注重冬令时节进补，但人有体质之不同，不能千篇一律，盲目进补，应根据个人的体质偏盛偏衰、偏寒偏热的具体情况进行辩证、调补，这对中医临床实践亦有重要的指导价值。

31. 原文：人饮食劳倦即伤脾。（《素问·本病论》）

赏释：

中医认为，脾胃乃"仓廪之官"，为"后天之本"，"气血生化之源"，与人体的健康密切相关。饮食水谷入胃，经过胃的受纳腐熟，脾的运化、升清等作用，使得气血精微布散、营养全身，维持机体的正常功能。宋金时代的四大医家之一的李东垣说："脾胃为血气阴阳之根蒂"，"精气升降之枢纽"，如果"内伤脾胃，百病由生"。此句提示饮食、劳逸过度易伤及脾胃。现代人快节奏的紧张生活，不能很好地、合理的安排自己的饮食，往往饥饱失常，或过度节食或暴饮暴食，或者过食肥甘厚味之品，饮食结构失调等，再如工作繁忙，应酬过多，夜生活丰富让人过度劳累，疲惫不堪。中医认为，"饮食自倍，肠胃乃伤"，"劳则伤脾"，"思虑伤脾"，以上诸多因素皆会影响脾胃的正常功能，脾胃受伤可以引发诸多病变。显然，这与不合理的甚至错误的生活方式息息相关，与现代医学所谓的亚健康状态相类似。该句启示我们调节饮食、合理休息、劳逸适度对保护脾胃、维护健康、预防疾病、提高生活质量具有重要意义。

32. 原文： 膀胱不利为癃，不约为遗溺。(《素问·宣明五气》)

赏释：

该句阐明了癃闭、遗溺的发病机理。"癃"，即癃闭，指小便点滴或闭塞排不出；"遗溺"，即遗尿，指小便失控。

《内经》认为，膀胱属六腑之一，与肾相表里，为"州都之官"，储藏尿液，通过肾与膀胱的"气化"排出体外。即说明膀胱有贮尿、排尿的生理功能。肾与膀胱的生理功能正常，则尿液生成、排泄正常，反之，则尿液的生成、排泄异常，出现小便点滴而出，甚至点滴不出，闭塞不通的症状，即为癃闭；若膀胱失约，不能固摄津液，失去贮尿功能，则小便遗失，即为遗溺。

临床上多见膀胱受邪感染，或者为结石、肿瘤所阻，可出现小便不畅，或尿频、尿急、尿痛等；而老年人肾气亏虚、膀胱气化失司，可出现小便失禁等。

33. 原文： 得神者昌，失神者亡。(《素问·移精变气论》)

赏释：

"昌"，有兴旺发达的意思，"亡"，即消亡。强调了"神"，对人体的重要性，反映了"神"，对人体生死、盛衰的密切关系，说明神充则身强，神衰则身弱，神存则生，神失则亡。

关于"神"，中医认为精、气、神为人生三宝，平时"精神""神气"会常常作为一个名词连用，精、气是"神"的物质基础，"神"则统御精、气，是人体生命活动的主宰，是生命"昌""亡"的根本。中医所谓的"神"有广义和狭义之别。广义的神泛指人体生命活动的外在表象，神是生命机能的概括，是生命活力的表现；狭义的神，是指人体的精神、意识、思维活动等，神就是精神。平时认为一个人精神饱满，生机勃勃，常用"精神抖擞""神采奕奕""神采焕发"等形容，透过表象看本质，亦即说明人体健康、生命力旺盛。

中医判断神之存亡有"得神""失神"的区别，属于中医望、闻、问、切中的望诊，此句特别强调望神，即诊察神之得失对判断人体正气的盛衰、病情轻重以及预后具有重要意义。得神即有神，是精气充足的表现，或者虽病但正气未伤，表现为精神状态良好，意识清晰，思维正常，目光及面色荣润、明亮含蓄，表情自然丰富，反应灵敏等等，病情较轻，预后良好。失神的表现则与之相反，临床表现为两目晦暗，目光无彩，面色无华，精神萎靡不振，反应迟钝，形体羸瘦等，提示病情严重，预后不好。临床诊断、治疗疾病以神气为本，神回则形复，神失则形亡。

在养生方面，古人特别重视养神，该句对中医养生理论亦有重要的启发和指导意义，《内经》强调"恬憺虚无，真气从亡，精神内守，病安从来"，即是阐发了养神的重要性。

34. 原文：谨察阴阳所在而调之，以平为期。(《素问·至真要大论》)

赏释：

阴阳学说是中医学的世界观和方法论，明代医家张景岳说："医道虽繁，可一言以蔽之，曰阴阳而已。"人体正常的生理状态是阴阳相对平衡协调，所谓"阴平阳秘，精神乃治"。疾病的产生则是诸多致病因素导致的人体阴阳平衡失调所造成的，治病的关键在于调节阴阳之偏，恢复人体阴阳之平衡，这是治病之本。

阴阳一方的太过或不及皆可导致阴阳的偏盛偏衰，从而使阴阳失衡，引发病疾病。所谓"阳盛则阴病，阴胜则阳病"，假若阳热偏盛，则易于耗伤阴液；若阴寒偏盛，则易损伤阳气。若阴偏衰，则阳气相对偏亢；若阳偏衰，则阴气相对偏亢。治疗时则应察阴阳的偏颇而调和之，所谓"阳病治阴，阴病治阳"，泻有余，补不足，使之既不太过，又无不及，达到"平"的限度，阴阳平衡则疾病可除。"谨察阴阳所在而调之，以平为期"是中医治疗学的总纲。

35. 原文：用热远热，用寒远寒。（《素问·六元正纪大论》）

赏释：

中医治疗疾病强调"因时制宜"。"用热远热，用寒远寒"说明四时寒热气候的变化对人体的生理功能、病理变化皆有影响，治病和养生应顺应自然法则，即顺应四时，因时制宜。

"用热远热"中前一个"热"字指热性的药物，后一个"热"字是指温热的季节。意为在治疗用热性药时，应避免炎热的天时，夏天炎热，阳气升腾，人体腠理疏松开泄，大辛大热的药物应当慎用。"用寒远寒"中前一个"寒"字，指寒性的药物，后一个"寒"字，指寒冷的季节。意为在用寒性药物时，应避免寒冷的天时，冬天寒冷，阴盛阳衰，人体腠理致密紧实，当慎用寒冷，防止伤阳。在饮食上同样要顺应季节气候的变化，日常食用当季食物。少用反时令水果蔬菜。比如冬季可多用牛羊肉滋补之品以补阳，但若在炎炎夏日经常使用辛辣厚味的牛羊肉、火锅等，则会使体内湿热蕴结，耗伤阴液；夏季可多食寒凉祛暑的西瓜、冷饮，但若是严寒冬日食用，则会损伤人体阳气，这些做法都是不科学的。另外，现代人冬季过用暖气，虽然避寒，"远寒"，但都因室温过高而汗出；夏季过用空调，虽然避热、"远热"，但却滴汗全无，照样违背了四时阴阳的自然规律。本句提醒人们要顺应四时，用寒用热要把握尺度，适时为度。

36. 原文：无逆逢逢之气，无击堂堂之阵。（《灵枢·逆顺》）

赏释：

句中"逢"通"蓬"，形容气势宏大、蓬勃的样子。"堂堂"亦是指大貌。原句出自《孙子兵法·军事》篇"勿邀正正之旗，勿击堂堂之阵。"意思是说不要主动去邀击旗帜严整、队列雄壮的敌军，也不要去攻打阵容强大、实力雄厚的敌人。这种用兵的方法贵在掌握灵活机变。《内经》引用此句，说明用药治病就像打仗用兵一样，要讲求战略战术，对于疾病的治疗，要详查病情，针对病因病机，灵活用药，如清代著名医家徐大椿曾写过名篇《用药如用兵论》："孙武子十三篇，治病之法尽之矣"。

中医历来讲究用药如用兵，在古代的中医文献中，用军事之道比喻医学之道的不胜枚举。如《内经》："病之始起也，可刺已，其盛，可待衰而已"。意为疾病刚刚开始发生时，可以用针刺的方法治疗，如果邪气旺盛时，不可马上针刺，可以等待邪势稍缓时再行针刺。这是对某些特殊疾病所采用的方。如疟疾一类发生时的疾病可以用此法。本句"无逆逢逢之气，无击堂堂之阵"，"无"通"勿"，用军事比喻医理，形象地说明了病邪亢盛之时地治疗原则。在战争中，当敌军来势凶猛，气焰旺盛时应避其锋芒，不可迎击其锐势。若贸然进攻，则会伤亡惨重，以致败下阵来。医道与兵法同理，人体的正气为抵御病邪的力量，《内经》主张治病要掌握时机，不要在病邪方盛时对抗，因为邪盛之时易于正气激烈相争，以致耗伤正气、损伤人体。临床除疟疾之外，再如发作性疾病癫痫，其在发作时不必急于治疗，它往往可以自行苏醒，治疗的关键在于制止其再发作，必须在发作的间隙，根据辨证施治的原则，控制其再发作。经文提示临床针刺、用药要掌握病机，因势利导，灵活运用，方能取效。

跋语　六言诗

《内经》名言警句，
　　言简意赅易记。
　　择选三十六条，
　　精心详细赏释。
　　乐与同道并进，
　　刻苦读研时习。

良工运巧胸怀，

机圆法治济事。

经文七段赏释

1. 原文：

黄帝曰：人始生，先成精，精成而脑髓生，骨为干，脉为营，筋为刚，肉为墙[1]，皮肤坚而毛发长，谷入于胃，脉道以通，血气乃行。雷公曰：愿卒闻经脉之始生。黄帝曰：经脉者，所以能决死生[2]，处百病[3]，调虚实，不可不通。（《灵枢·经脉》）

注释：

（1）骨为干，脉为营，筋为干，肉为墙：指骨、脉、筋、肉的功能。骨骼能支撑人体故为干；脉能营运气血以灌溉周身故为营；筋能约束骨骼，使人刚劲有力故为刚；肉能保护内脏组织、如同墙垣，故为墙。

（2）决死生：决断预后的好坏。

（3）处百病：处理、诊治各种疾病。

赏释：

本节主要讨论经脉（经络）理论在临床上所具有的诊断、治疗疾病的重要价值。作为一位合格的中医医生，对经络理论不可不通。古云："治病不懂脏腑经络，开口动手便错"系经验之谈。事实上，如果没有经络理论的出现，中医学整个理论体系都要改写。可以设想，如果没有经络发现以及经络理论的创建，中医各脏腑组织间的整体联系就没有了依据，针刺治疗，包括用药就没有了指南，中医也就失去了核心理论。因此，对于中医药学，经络理论的地位是十分重要的。

火药、指南针、造纸术、活字印刷是中国古代四大发明，对人类社会的发展与进步产生过巨大影响。经络理论是中医学理论体系中重要的组成部分，是我国古代长期的医疗实践的总结，是古代医家聪明智慧的结晶。由经络理论而产生的针灸推拿、气功针麻、药物归经、疾病变化规律的认识等，不但为中华民族的繁衍和健康做出了贡献，而且已经走向世界，在许多国家生根、开花、结果，造福于世界人民。中医的经络学说在中医理论和临床的发展，尤其是针灸学的发展上功勋卓著。在西方只承认血管、神经、淋巴管的多个国度，已经承认针灸治疗的合法地位，实际上也间接地认可了这种客观物质不明确，但功能存在、病变可见、治疗有效的系统。有人把经络理论的创建誉为中国"第五大发明"，并不为过。

经络在西方医学的立体显微镜下是找不到的，现代研究表明，经络不同于神经、血管的概念，是一个独立存在的特殊系统。中西文化的差异，使得在观察思考人的生理病理的立场和方法不尽相同，几十年来开展的经络实质研究也表明，经络用解剖的方法来研究至少不是一条捷径。

实际上，经络是古代人民在长期生活和医疗实践中观察、总结而得，并且是在活体上获得的。开始可能是无意识的刺激体表部位解除了内部的病痛，发展到有目的地刺激体表一定部位来解除体内的苦痛。《灵枢·背腧》有"欲得而验之，按其处，应在中而痛解"这样的文字，说的就是内在有病痛，可以按压体表的反应点以缓解病痛。这样的实践集聚起来，反应点越来越多，与体内脏腑的相关性越来越明确，逐步发现了经络的存在，进而创立了经络学说。《灵枢·经脉》篇比较全面系统地介绍了经络学说，包括经络的循行路线、诊断治疗的重要指导作用。从而经络具有"决死生、处百病、调虚实"的价值，需每一位学者高度重视。作为一名中医医生，更应对该篇认真学习，扎实记忆，努力达到"胸有成竹"，临床运用才能"手到拈来"。

2. 原文：

黄帝曰：夫自古通天[1]者，生之本，本于阴阳。天地之间，六合[2]之内，其气九州[3]、九窍、五脏、十二节[4]，皆通乎天气。

其生五⁽⁵⁾，其气三⁽⁶⁾，数犯此者，则邪气伤人，此⁽⁷⁾寿命之本也。

苍天之气，清净则志意治⁽⁸⁾，顺之则阳气固，虽有贼邪，弗能害也，此因时之序⁽⁹⁾。故圣人传精神⁽¹⁰⁾，服天气⁽¹¹⁾，而通神明⁽¹²⁾。失之，则内闭九窍，外壅肌肉，卫气⁽¹³⁾散解，此谓自伤，气之削⁽¹⁴⁾也。

注释：

（1）通天：人与天地自然息息相通。

（2）六合：四方上下之谓，泛指整个宇宙。

（3）九州：即九窍之意。

（4）十二节：腕、肘、肩、踝、膝、髋等人体最重要的十二个大关节。

（5）其生五：阴阳衍生金木水火土五行。

（6）其气三：阴阳二气又分为三阴三阳。

（7）此：指人与自然界相通应的规律。

（8）志意治：指人的精神活动正常。

（9）因时之序：指根据四时之变化之序。

（10）传精神：传通专，指精神专一。

（11）服天气：服，顺从、顺应。顺应自然界阴阳二气的变化。

（12）通神明：神明，指阴阳的变化。达到人体之阴阳变化和自然界之阴阳变化协调统一。

（13）卫气：阳气。

（14）削：减弱。

赏释：

古代圣贤认为自然界是由阴阳二气组成和支配的。而人类的生命现象与天地相似，也是由阴阳组成，并在阴阳二气的支配之下存在。正因如此，人体之阴阳与自然之阴阳有着相同的规律，彼此呼应。比如《周易·系辞上》说："天地变化，圣人效之。"注意将人的活动与自然界阴阳的运行规律保持一致，是生存的最高智慧。

《内经》将先贤这种"人与天地相应"观引入医学领域，使我们民族的养生文化极富生态色彩。本段选文就告诉人们，善于养生的人会通过保持自身情绪的平和，并专心致志地适应四季的变化，合理调节个人生活习惯，实现人体自身的阴阳与自然界阴阳相协调统一，从而达到长寿的目的。相反，如果一个人与自然界阴阳运行的客观规律相悖，必然会被邪气所伤，从而容易罹患各种疾病，寿命也难以长久。这正是《内经》"人与天地相应"养生思想的体现，对后世影响深远。《旧唐书·方伎》记载了唐代著名医家、"药王"孙思邈对天人相应规律的阐发。他认为："吾闻善言天者，必质之于人；善言人者，亦本之于天。天有四时五行，寒暑迭代，其转运也，和而为雨，怒而为风；凝而为霜雪，张而为虹蜺，此天地之常数也。人有四支五藏，一觉一寝，呼吸吐纳，精气往来，流而为营卫，彰而为气血，发而为声音，此人之常数也。阳用其形，阴用其精，天人之所同也。"其观点显然与《内经》一脉相承。正因如此，孙思邈养生有方，九十三岁时仍旧"视听不衰，神采甚茂。"

　　3. 原文：

　　黄帝曰：凡治病，察其形气[1]色泽，脉之盛衰，病之新故，乃治之，无后其时[2]。形气相得[3]，谓之可治；色泽以浮[4]，谓之易已；脉从四时[5]，谓之可治；脉弱以滑[6]，是有胃气，命曰易治，取之以时[7]。形气相失[8]，谓之难治；色夭不泽，谓之难已；脉实以坚，谓之益甚[9]；脉逆四时，为可不治。必察四难[10]，而明告之。

　　注释：

　　（1）形气：形，指人体形貌之肥瘦刚脆。气，言脏腑气血之功能强弱。

　　（2）后其时：指不要错过治疗的时机。后，有错过、耽误之意。

（3）形气相得：指病者形盛气亦盛，形虚气亦虚。

（4）色泽以浮：皮肤色润泽鲜明以浮于表。泽，润泽；浮，明亮，有生气。

（5）脉从四时：脉象变化与四时相应。

（6）脉弱以滑：脉象柔和有力，是有胃气的脉象。脉弱，相对于下文"脉实"而言，指脉来柔和而不实。滑：滑利流畅。

（7）取之以时：谓根据不同时令，采用不同的治法。

（8）形气相失：形体盛衰与气血盛衰不相称。

（9）益甚：病情严重的意思。

（10）四难：即上文"形气相失""色夭不泽""脉实以坚""脉逆四时"四种难治情况。

赏释：

本节原文论述五脏疾病的五实证与五虚证。关于"虚证"与"实证"，《素问·通评虚实论》有精辟的概括："邪气盛则实，精气夺则虚"。

五实证是邪气亢盛、充斥五脏的病证。邪盛于心则脉盛，盛于肺则皮热，盛于脾则腹胀，盛于肾则二便不通，盛于肝则闷瞀。五虚证是五脏精气虚损欲竭的病证。心气虚则脉细，肺气虚则皮寒，肝气虚则气少乏力，肾气虚则二便不禁，脾气虚则不欲饮食。此处所论病证，无论虚证或实证，皆是病情危急的。五实证因邪气内盛于五脏，不得外邪而出，形成闭证，故曰"五实死"。五虚证因五脏精气俱夺，"饮食不入"，精气无源；"泄利前后"，精气耗损，有出无入，故曰"五虚死"。这些论述为临床虚、实证的诊断预后指出方向。

五虚与五实并非是绝对的死证。对于五实证而言，其转机在于发汗解表邪，通里大便去里邪，使邪有出路，邪去则正安，即原文所说的"身汗得后利，则实者活"。对于五虚证者而言，使患者先得以进食"浆粥"之类的半流质饮食，泄泻若得停止，乃是胃气来复的表现，预示五虚证有好转之机。因为五脏之气，由胃气资生，病重之时，精气停止耗损，并补益来源，则正气有恢复之生，故曰"浆粥入胃，泄得止，则虚者活"。此论为临床救治虚、实证提出了基本原则，即虚证重视补益脾胃，实证务使邪有出路。

学习此段原文后，结合原文的论死脉（真脏脉），仔细玩味，本文论死证，正是有脉有证，补充了上文的不足，非常符合临床实际。综观全文，不得不佩服古人论述疾病的辩证性与全面性。

4. 原文：

黄帝曰：顺之奈何？岐伯曰：入国问俗，入家问讳[1]，上堂[2]问礼，临病人问所便[3]。黄帝曰：便病人奈何？岐伯曰：夫中热消瘅[4]则便寒，寒中[5]之属则便热。胃中热，则消谷，令人县心[6]善饥，脐以上皮热；肠中热，则出黄如糜[7]，脐以下皮寒[8]，则腹胀，肠中寒，则肠鸣飧泄[9]。胃中寒，肠中热，则胀而且泄；胃中热，肠中寒，则疾饥[10]，小腹胀痛。（《灵枢·师传》）

注释：

（1）讳：所谓忌讳、隐讳的事或物。

（2）堂：古代宫室，前为堂，后为室。

（3）便病人问所便：指了解病人的喜恶得宜。

（4）消瘅：即消渴，表现多饮、多食、多尿、消瘦等。瘅，热也。

（5）寒中：里寒。

（6）县心：胃脘空虚的感觉。县，同悬。

（7）出黄如糜：指粪便如黄色的稀粥样。糜。如粥样物也。

（8）寒：当改为"热"。

（9）飧泄：完谷不化的泄泻。

（10）饥：当改为"饮"。

赏释：

中医学重视望、闻、问、切四诊合参，本段原文即是关于问诊的一些要点。"临病人问所便"，言详细询问病人的各种喜恶得宜情况，有助于掌握疾病的发生发展情况。所谓"便"，主要是指患者病中喜恶。"有诸内必形于外"，内脏的病变常在外有迹可循，除了医生可以察知的症状外，还可表现在患者饮食起居方面的喜恶变化。这就要依靠医生的问诊来获得的讯息，其中包括病变部位、寒热性质等，为辨明疾病提供有效证据，是进一步对病人施以适宜治疗的依据。

文中列举了一些问诊的内容及其性质判断，如喜寒多的多为热病，喜热多为寒病；消谷而悬心善饥多为胃热；"出黄如糜"多为肠热；腹胀为胃寒；肠鸣泄多为肠寒；"涨而且泄"为胃寒肠热；善饥小腹胀痛为胃热肠寒等。这些问诊内容皆为临床常见。

该段原文所论及的问诊对医生掌握病情有着极其重要的作用，当熟记之！

5. 原文：

人之情，莫不恶死而乐生，告之以其败[1]，语之以其善[2]，导[3]之以其所便，开之以其所苦，虽有无道之[4]人，恶有不听者乎？（《灵枢·师传》）

注释：

（1）告之以其败：指出疾病的危害性。引起病人对疾病的注意。

（2）语之以其善：讲明患者与医生合作将取得良好的疗效。

（3）导：诱导病人创造适宜自己、方便治愈疾病的条件。

（4）无道之人：不明事理、不通人情的乖僻愚昧之人。

赏释：

《内经》强调在治病过程中医生与患者沟通至关重要，非常重视心理因素在治疗中的作用，把"治神"置于治法之首，如《素问·宝命全形论》就有"一曰治神，二曰知养生，三曰知毒药为真"的论述。纵观《内经》有很多心理疗法，如：祝由、暗示、情志相胜、劝说开导等。

　　本段原文就是运用了"劝说开导法"。告诉医生，人之本性"莫不恶死而乐生"，掌握这一心理特点，站在病人的角度，告诉病人怎样做对健康不利，怎样做有益病愈，对病人进行劝导，这样就是再不可理喻的患者也会听医生的指导。从而使之消除思想上的顾虑，提高战胜病魔的信心，并积极主动地配合医生进行治疗，达到恢复健康的目的。这种通过医者的言行、态度来影响患者病情的方法，体现出《内经》所研究的病人不是一个单纯具有自然属性的人，而是"形神合一"的人，后世将这种医学模式称为"天地人三才"医学模式，这与现代医学"生物—心理—社会医学模式"基本原理上是一致的。

　　6. 原文：

　　帝曰：其升降何如？岐伯曰：气之升降，天地之更用也[1]。帝曰：愿闻其用如何？岐伯曰：升已而降，降者谓天；降已而升，升者谓地。天气下降，气流于地；地气上升，气腾于天。故高下相召[2]，升降相因[3]，而变作矣。（《素问·六微旨大论》）节选

　　注释：

　　（1）更用：相互作用。

　　（2）相召：相互召唤、配合。

　　（3）相因：互为因果。

　　赏释：

　　中国古代哲学认为，天气的下降与地气的上升，是互为依赖、互为作用的，升后而降是天的作用，降后而升是地的作用，天气下降，天气交流于地；地气上升，地气交流于天，所以上下相互交流，相互感应，因此就发生了万事万物的变化。

　　该段原文是以天气地气相互升降交流的道理，说明阴阳的互更

规律。天气无地气之升不能降，地气无天气之降不能升，有一方的存在，才能有另一方的存在，彼此互以对方的存在为自己存在的条件，互为依存、互为作用，这就是"阴阳互根"，由于天气地气互相感召，互为作用，使天气能流于地，地气能升腾于天，天地之气互为作用的结果，出现了宇宙间万事万物生生化化。然天气为何能降，地气为何能升？古代哲学家是用"本乎天者亲上，本乎地者亲下"（《周易·乾传》）来解释，也就是说，天气虽在上，但内涵地之阴气，即阳中有阴，有"系下"之势，故天气在其所涵阴气的作用下，下降于地；地气虽居下，但内寓天之阳气，即阴中涵阳，如此则"高下相召，升降相因，即变作矣。"阴阳二气在运动中相互感应而交会，并互相发生作用，即所谓阴阳交感。阴阳交感是宇宙万物赖以生存和变化的根源。《周易·系辞下》所云："天地氤氲，万物化醇；男女媾精，万物化生。"在自然界，天之阳气下降，地之阴气上升，阴阳二气交感，形成云、雾、雷、电、雨露，生命得以诞生，从而化生出万物。在阳光雨露的沐浴滋润下，万物才得以生长。在人类，男女媾精，新的生命个体诞生，人类得以繁衍。如果没有阴阳二气的运动，也就不会发生阴阳交感。可以说，阴阳二气的运动是阴阳得以交感的基础，阴阳交感则是阴阳二气在运动中相互感应的一个阶段，是阴阳二气在运动过程中的一种最佳状态。这种最佳状态的实现来自于阴阳二气在运动过程中的平衡协调，即古代哲学家所说的"和"。

阴阳交感理论告诉我们，阴阳二气是永恒运动的，当他所在运动过程中相遇而处于和谐状态时，就会发生交感作用。阴阳的相互交感，使对立着的两种事物或力量统一于一体，于是产生了自然界，产生了万物，产生了人类，并使自然界时时处于运动变化之中，并充满蓬勃生机。

《内经》借助古代哲学的认识，其阐述其对自然界各种运动变化现象和规律的认识，并以此来了解气的运动变化规律，特别是人体上部之气和下部之气的相互关系，以此形成独特的气机升降学说，指导临床诊治。这种从哲学观念演变而来的医学理论，具有宏观把握、整体认识、注重相互关系等优势，这也代表了中医的优势。

7. 原文：

成败倚伏生乎动，动而不已，则变作矣。帝曰：有期乎？岐伯曰：不生不化，静之期也。帝曰：不生化乎？岐伯曰：出入废，则神机化灭；升降息，则气立孤危。故非出入，则无以生长壮老已；非升降，则无以生长化收藏。是以升降出入，无器不有。故器者生化之宇，器散则分之，生化息矣。故无不出入，无不升降。化有大小，期有远近。四者之有，而贵常守，反常则灾害至矣。

注解：

倚伏：潜伏的因果关系。

赏释：

古人很早就认识到，世界上有一类细微物质，如风、蒸气、云雾等，将这类物质统称为气。如《说文解字》说："气，云气也，象形"。以后逐渐退而广之，认为整个宇宙包括人在内都是由气这一类精微物质所构成。如《庄子·知北游》说："人之生，气之聚，聚则为生，散则为死……故曰：通天下一气耳。"并进而将气上升到了一种哲学概念，使气成为中国古代哲学的最高范畴。《内经》将"气"这一哲学概念引进中医学中来，认为"人以天地之气生，四时之法成"，"天地合气，命之曰人。"中医学认为，气是人体内活力很强运行不息的极精微物质，是构成人体和维持人体生命活动的基本物质之一。气运行不息，推动和调控着人体内的新陈代谢，维系着人体的生命进程。气的运动停止则意味着生命的终止。俗话说，"这个人没气了"，就是他已经死了。中医学气概念的形成，受到古代哲学气学说的渗透和影响。

气的运动形式，简单地归纳为升、降、出、入。升与降、出与入是对立统一的矛盾运动，广泛存在于机体内部。气的升、降、出、入，对于人体的生命活动至关重要。例如人之吸入清气，呼出浊气；摄入食物和水液，排除粪便及尿液、汗液等等，都是气运动的体现。气的升、降、出、入运动一停息，也就意味着生命活动的终止。故"出入废，则神机化灭；升降息，则气立孤危。"故"非出入，则无以生长壮老已；非升降，则无以生长化收藏。是以升降出入，无器不有。""无器不有"说明气的运动具有普遍性。"器"，即由阴阳五行之气凝聚而产生的各种各样的有形质之实物。宇宙之中的任何一个有形之体，任何一个具体事物，既是由无形而运动的阴阳之气交感聚合而化生，其自身之中又具备着阴阳之气的运动特性及升降出入聚散等运动形式。气的升降出入聚散运动使宇宙充满了生机，既可促使无数新生事物的孕育和发生，又可引致许多旧事物的衰败与消亡，如此则维持了自然界新陈代谢的稳定和平衡。气的运动息止，宇宙则失去生生之机，整个世界就会毁灭，生命就会消亡。

《内经》肯定每一个有形器物内部发生着气化作用，升、降、出、入运动是一切器物的共性，所不同的不过是"化有大小，期有远近。"就是说在气化上，只有规模大小和时间长短的差异。《内经》用气化观点说明了一切有形器物形成和毁灭的原因，说明了世界上的事物存在着普通的联系。

《内经》关于形气转化的深刻理论产生在两千年前，是非常了不起的，代表了当时中国哲学和医学理论的最高水平。

信 话

《易经》古誉谓"群经之首"。（中国古代有十三经而《黄帝内经》）是中医四大经典之首。易学与中医，又是古今应用的热门话题。《内经》是建立在易学结构上形成的，如藏象学说、运气学说、阴阳学说等无不以易学为基本模式。唐代大医学家、药王孙思邈曾感叹地说："不知《易》，不足以言太医。"中医学的理论与实践为医学的应用提供了可资借鉴的成功范例，而易学的象数学思想及其基本理论模型又为中医学的发展和整体观的建立提供了必由之路。明代医家张介宾在《医易义》中深刻地阐述道："易者，易也，具阴阳动静之妙。医者，意也，合阴阳消长之机。虽阴阳已备于《内经》，而变化莫大于《周易》。故曰天人一理者，一此阴阳也。医易同源者，同此变化也。"从事中医之易学理论的研究，对于一名中医医生来说，是提高其医术以达神化境界的法宝。在这方面成功的范例层出不穷。但我自己虽学习中医五十多年，学习《易经》三十多年，始学感艰难，决心誓攻坚。真正达到了锲而不舍、手不释卷、废寝忘食的地步，数十年来，确实受益匪浅，境界不断提高。我虽年逾古稀，岁将耄耋，仍愿意和全院的中医同道一块探研经学，力求受益。这也是我建议院领导成立"中医理论学委会"的初衷。我今将《黄帝内经》的三十六条名言警句和七段原文摘录赏释，是把我所学较详实地予以阐述。涉及诸多内容，蕴涵丰富知识，以此献给诸多中青年同道，还是以多读、多写为要。把广览博取，铭记少忘，以达到理论与实践相结合，做到临床辨证无误，遣方用药，信手拈来，"悟""透"实现，方能"出神入化"。

七言诗　结束语

岐黄半世度春秋，传承发扬志不休。
仁舟医海风雨激，慈航彼岸励身手。
桑榆晚景居盛世，老树逢春享新酬。
春蚕不死丝难尽，鞠躬尽瘁孺子牛。

乙未　孟秋
于忠信书屋

四、医案、医话

妇、儿科医案选录

古有云："宁治十男子，不治一妇人；宁治十妇人，不治一小儿。"是从治病的难度而言。当今社会日新月异，科技事业迅猛发展，不论中医还是西医，其分科越来越细，诚乃好事，无可厚非。但我认为作为一名中医，最好是广采博取，兼收众长，象扁鹊等历代名家，精通各科，随遇而治。半个世纪来，我基本上内、外、妇、儿、针灸、按摩、正骨、心理等均理论娴熟，操用少误，治病众多，活人无算。兹将妇、儿科所能回顾的部分验案进行整理择录，仅供同道参考。

妇科部分

一、痛经（五例）

1. 张××，女，34岁，农民，博兴县乔庄公社肖庄村。1970.10初诊。

诊视：患痛经二年余。证见腰酸，少腹绵绵作痛，经来色淡量少，经后少腹空疼，喜热喜按，形寒畏冷，舌淡苔薄，脉沉细弱。

辨证：肝肾虚寒，精血不足，虚及冲任。

治则：温补肝肾，调和冲任。

方药：温经汤加减。

白芍15g　当归15g　吴茱萸10g　黄芪20g　桂心6g　焦术

15g　山萸肉 10g　故纸 10g　杜仲 10g　党参 15g　东阿胶（烊化）10g

水煎服，5 剂。

二诊：腰酸少腹绵痛减轻，但仍形寒畏冷、便溏。再守原方加附子 10，倍桂心为治，以观病机转归。

三诊：连服 10 剂，诸证若失，继以原方为丸，早晚各服 9 克，姜汤送服。

按：本例主要是因肝肾亏虚，虚寒内生，导致精血亏少，冲任失养所致。故治以温补肝肾，调和冲任为法，期待肝肾精血内充，气机温通，冲任二脉得养，则经自调。可见欲除沉患，必审因求本，方获病瘥。

2. 韩××，女，31 岁，农民，博兴县寨郝公社姜韩村。1973.6 就诊。

诊视：患痛经三年余。素因情志不舒，更加大雨涉水，遂患带下，胁胀腹痛，经色发黑，经质稀薄，混有血块，脉弦涩。

辨证：肝气郁滞，湿寒客胞，致冲任失调。

治则：温经调气，祛湿散寒。

处方：白果（打碎）10g　当归 15g　吴茱萸 10g　苍术 10g　云苓 20g　佩兰 10g　香附 15g　青皮 6g　小茴香（炒）10g　木香 10g　乌药 10g　五灵脂 10g

水煎服，5 剂。

二诊：经来未痛，诸症有缓。为巩固疗效，五倍原方为丸，早晚黄酒送服各 9 克，每经前 3 天，加倍服药，如此巩固三个周期，方可停药。

按：本例痛经三年之久，往治均用补益气血之剂，因而愈补愈滞，气滞失利，不中病机，故均不效之理，即在于此。而我之辨证要点，素因情志不舒，大雨涉水，胁胀痛经，混有血块，系气滞挟湿寒凝聚之征。故治以调气温经，祛湿散寒为法，服药五剂，竟获卓效。足见凡治久病沉疴之药，方不在奇，而贵权衡达变，药中病机，是获卓效之关键。继以原方为丸，坚持三个周期，经来正常为度，乃引血归故道之良法。

3. 刘××，女，26岁，小学教师，邹平县实验二小。1984.10初诊。

诊视：患痛经二年余，证见左少腹痛而不移，按之痛剧，经色紫黑多块，块下痛减，舌有瘀斑点，脉来涩弦。

辨证：气滞血瘀，冲任失调。

治则：理气化瘀，通经止痛。

方药：桂枝茯苓丸合失笑散加减

桂枝15g　茯苓15g　桃仁10g　丹皮15g　赤芍15g　五灵脂10g　生蒲黄（包）10g　坤草15g　木香10g　川膝10g

水煎服，5剂。

二诊：服完五剂，共约下腐肝烂肉恶物碗许，腹痛顿失，六脉和平，饮食渐增而愈。

按：本例所治为桂枝茯苓丸合失笑散化裁而行，乃吾治瘀血痛经方所常用，以桂枝温通血脉，赤芍行血中之滞，丹皮消散瘀血，桃仁破血化瘀。茯苓配桂枝既能渗泄下行，又能入阴通阳，诸药合用，故疗效显著。而失笑散增强活血化瘀之功。药用五剂，治愈二年余的痼疾沉疴，无怪《妇人良方大全》对"桂枝茯苓丸"评价为"夺命丸"，其疗效可想而知。

4. 张××，女，30岁，农民，博兴县乔庄公社河徐村。1970.5就诊。

诊视：患痛经八年，婚后九年未孕。医治调经种子诸药，均未获效。证见：每逢月经来潮，三、四日前必少腹疼痛，按之有块，痛而不移，身体消瘦，神疲乏力，舌质暗有瘀点，脉涩。

辨证：气滞血瘀，积久成形，客于胞宫，气机不利，癥块痛经。

治则：缓消癥瘕，行血化瘀。

桂枝 30g　茯苓 30g　丹皮 30g　桃仁 40g　赤芍 40g　三棱 20g　文术 20g　酒军 40g

共为细末调匀，炼蜜为丸，如黄豆大，每次 9 丸，日三次，酒水各半冲服（黄酒）。

二诊：服药月余，月经较前量多色紫有块，如腐肝烂肉，腹痛下坠、诸症已分消，治不容缓，再以原方意修润为治：

桂枝 10g　茯苓 15g　桃仁 12g　丹皮 10g　赤芍 10g　三棱 10g　川朴 10g　枳实 10g　川膝 12g　文术 10g　酒军 12g（后入）

5 剂。

三诊：药后下似胎非胎桃大一块，如腐肝烂肉，紫血块较多，由此诸症消失，食欲渐增，月经正常而愈。约年余夫妇喜告足月顺产一男，皆大欢喜。

按：本例辨证重点，身体虽瘦弱，但病机转化主要矛盾是瘀血为病，赢瘦有盛候之象。若急消峻攻，恐身体难支，故当治宜"桂枝茯苓丸"加味炼蜜为丸，缓之图治，服药月余，药力聚而为攻，出现经量较前多色紫有块，为腐肝烂肉、腹痛如坠等候、为动症根蒂之征，趁其欲外泄之机，故治当利因势利导，引而竭之为治，即所谓"缓则以丸，急则以汤"之理。最后服药一剂，果中病机，既治愈八年痛经瘤疾，又取获婚后九年不孕生男之效。

5. 郑××，女，22 岁，学生，邹平县九户乡大郑村。1996 年 5 月初诊。

诊视：患痛经年余。证见纳呆食少，恶心呕吐，头晕目眩，心悸少眠，吐痰质稀而利，舌苔湿白，每经至则腹疼而胀，脉象虚滑。

辨证：湿痰困脾，内阻血络，气机不利。

法则：燥湿化痰，理气和中。

方药：二陈汤加味

姜夏15g　陈皮12g　云苓30g　天竺黄6g　枳壳8g　川朴6g　乌药6g　薏米15g　郁金8g　香附10g　生姜4片　甘草3g

水煎服，10剂。

二诊：恶心呕吐消失，食欲有加，目眩头晕，心悸少眠等候均显减，但溲浊不快，乃湿浊下趋，拟因势利导方为治：

姜夏10g　橘红10g　赤苓10g　猪苓10g　川朴6g　枳壳6g　木通6g　薏米20g　甘草3g　生姜4片

水煎服，5剂。

三诊：诸症悉除，月经来潮，病已霍然矣。

按：本例乃湿痰困脾，内阻血络，气机不利之痛经。治当燥湿健脾，理气和中。二诊服药10剂诸症大减，但溲浊不快，为湿浊下趋之征，因势利导，佐以补气化湿，5剂药中病机而瘥。因知中医治病之长，重在从整体观念出发，治病审因，必求于本，胃和脾健，精微生化有源，三焦得利，气机畅通，而痛经之病得除也。

二、月经不调（四例）

1. 赵××，女，28岁，乡镇干部。1986.6初诊。

诊视：月经至期不潮二年有余。证见消瘦，舌红唇燥，二目干涩，午后潮热，小便短赤，月经色黑量少，经时错后，脉来细数。

辨证：肝肾亏虚，冲任失滋。

治则：滋肾养肝，补血清热。

方药：麦味四物汤加减

生地30g　当归15g　白芍15g　天冬20g　麦冬20g　生龟板15g　地骨皮15g　粉丹皮15g　粉甘草6g　知母15g

水煎服，10剂。

二诊：午后潮热，舌红唇燥，二目干涩等均显减，左关脉大于寸口，小便短赤等均显减，乃肝血渐充欲动之机，效不更法，守原方加怀牛膝 15 以引血下行，又继服 10 剂，月经至期来潮，次后每周期前服药 3 剂，服药三个周期，月经复常而愈。

按：一般而论，月经先期而至为热，后期而来为寒，乃指普遍性而言，但亦有特殊性情况。如本例月经至期不来，错后二年有余，其病机转化，由于肝为血海，肾为天癸之源，肝肾与月经关系至密，形成水亏火旺，冲任失调，而致月经不能如期而至，故当治以滋肾养肝，添水养血，清热之法，期待天癸充满，肝血充沛，冲任得濡而月经自归故道，不调经而经自调，其遣方用药之妙贵在于此。辨证论治、整体观念两大特点能熟记在心，测求病理机转之所在，针对病机灵活立法选方施药，病无不愈之理。

2. 李××，女，35 岁，棉纺厂工人。2012 年 10 月初诊。

病史及诊视：经常月经错后年余。身体消瘦，面色㿠白，肢冷畏寒，大便时溏，纳呆食少，腰酸无力，月经错后，色暗量少，少腹绵痛，喜温喜按，舌淡苔薄白，脉虚弱。

辨证：脾肾双虚，冲任失调。

治则：健脾益肾，温经散寒。

方药：桂附八味丸合吴茱萸汤加减

熟地 15g　当归 15g　川芎 10g　白芍 10g　党参 15g　吴茱萸 10g　山药 20g　山萸肉 15g　肉桂 10g　附子 10g　枸杞 10g　炙甘草 6g　怀膝 10g

水煎服，5 剂。

二诊：少腹绵痛消失，肢冷畏寒，腰酸乏力等亦显减，唯食少便溏，乃属脾虚不统摄之征，守原方去熟地、萸肉加焦术 20g，陈皮 10g，以祛湿醒脾为治。

三诊：诸症消失，月常来潮，嘱服艾附暖宫丸，附子理中丸一个月，早晚各服 9g 白水送下，巩固疗效，随访半年未复发。

按：本例病机所在，系由于脾生血而统血，肾为天癸之源，脾肾双虚与月经关系至切。因冲任隶属阳明，而阳明与太阴相表里，必影响冲任，则月经失调而错后。冲任得其温煦，则月经自调。可见辨虚实，明脏腑，审因求本，施治有则，确为提高疗效的关键。

3. 吴××，女，26岁，农民，邹平县里八田乡吴庄村。1987年6月初诊。

诊视：素患月经不调，经常错后，婚后五年未孕。善思纳呆，心悸不寐，月经延期量少，舌红口干，脉弦涩。

辨证：肝郁化火，胃失和降。

治则：养血柔肝，和胃通经。

方药：生白芍30g　全当归15g　云茯神10g　金石斛20g　炒枣仁20g　淡竹茹12g　生赭石20g　龙齿15g　橘络10g　柴胡8g　沙参30g　甘草6g　旋覆花（包）10g

水煎服，5剂。

二诊：饮食渐增，仍心悸不寐，守原方加桂圆肉、柏子仁各15g，以助养心宁神。10剂。

三诊：月经如期来潮，经色正常，量亦增多。原方6倍，和枣肉为丸，早晚各服9g，白水服下，以防复发，未过两年足月顺产一女婴。

按：本例经衍，是由于肝郁化火犯胃，所导致的上述诸症。肝为将军之官，其性刚强，非柔不克，胃为阳土之腑，非清通不和。故治以养血柔肝，和胃通经。始终遵守一方，因证化裁，共服15剂，药中病机，月经如期而至，消除婚后五年不孕之症，而获足月顺产一女，充分体现中医治病求本的可贵性。

4. 袁××，女，36岁，焦桥乡西南村。1998年10月就诊。

诊视：月经过多，少腹空坠，经来色淡清稀，面色㿠白，心悸气短，神倦少言，舌红苔薄白，脉虚弱。

辨证：中气亏虚，冲任不固。

治则：补中益气，升阳摄血。

方药：补中益气汤加减

黄芪 30g　　党参 20g　　茯神 10g　　熟地 15g　　当归 10g　　炒杜仲 10g　　焦白术 15g　　升麻 10g　　柴胡 10g　　棕炭 10g　　艾炭 6g　　炒枣仁 15g　　东阿胶（烊化）10g　　炙甘草 6g

水煎服，5 剂。

二诊：心悸气短，神疲懒言均显减，食欲有加，效不更方，原方继服 10 剂。

三诊：月经来潮，色量正常，但入眠欠佳，左寸脉大，舌尖略赤，系虚热上扰之象，仍以原方加炒栀子 10g，继服 5 剂，诸症悉平而愈。

按：月经过多，一般分为血热和气虚两大类。血热则易动血妄行，色红量多。而本例则属气虚固摄无力，血随气泄，冲任不固之征，故治当补中益气，升阳摄血。方中黄芪、党参、焦术、炙甘草补脾益气缓中。佐升柴以升举左右之清阳。伍以当归、熟地、阿胶、茯神、枣仁养血安神。而棕炭、艾炭、炒杜仲暖宫摄血而固冲任。始终守一方，化裁变化不大，共服药 20 剂，月经色量正常而愈。我认为，临床只要方病相投，不必轻易变动，俟药力全达，其病自瘥。

三、闭经（二例）

1. 孙××，女，28 岁，小学教师。2003 年 7 月就诊。

诊视：闭经年余，医治通经剂罔效。证见烦躁善怒，饮食日减，形体较瘦，脘痞嗳气，舌红无苔，脉弦数无力。

辨证：肝郁化火，灼伤真阴，血海不充，冲任失养。

治则：养血滋阴，调和肝脾。

方药：丹栀逍遥散合四物汤加减

生地 20g　　当归 15g　　白芍 20g　　川芎 10g　　柴胡 6g　　川朴 6g　　丹皮 10g　　栀子 10g　　云苓 10g　　陈皮 10g　　甘草 6g　　薄荷 6g（后入）

水煎服，15剂。

二诊：仍感少腹坠胀，左关脉大，乃肝血渐充，月经欲动来潮之象，更因势利导通经法：

赤芍10g　当归15g　川芎10g　红花10g　丹参30g　乌药6g　木香6g　桃仁15g　川楝子10g　甘草6g　怀膝20g

水煎服，3剂。

三诊：月经来潮，色暗量少，一天即净，显示肝血未复，更滋营养血法：

生地20g　当归15g　乌药10g　怀膝15g　川芎10g　黄芪30g　白芍20g　阿胶（烊化）10g　甘草6g　丹皮10g

水煎服，10剂。

四诊：身感有力，六脉和平，嘱服以丹栀逍遥丸、归脾丸巩固疗效，由此经行正常，随访一年未复发。

按：本例闭经年余，饮食日减，形体渐瘦，系欲作风消之候，但病机转化主要矛盾，在于肝脾不和虚及冲任所致。《内经》云："二阳之病发心脾。"故治宜滋阴养血，调和肝脾，以四物，丹栀逍遥丸加减，疏肝健脾，饮食日增，食物精微化生有源，气血日益内充，肝得血养，又能灌濡冲任，故获月经来潮之效，往用通经剂罔效之理，即在于此。本治分三个过程：初诊拟滋阴养血、调和脾肝，服药15剂，取饮食日增、诸症好转、少腹时感坠胀，左关脉大于寸口，乃月经欲潮之机，故易方因势利导，通经为法，果中病机，月经来潮，色暗量少，一天而净，仍属肝血不足之象，故方以滋营养血法获全功。可见临症对脉症掌握，既要权衡达变，更需遣方用药，切中病机，方能获取较佳疗效。

2. 宋××，女，30岁，农民，明集乡宋集村。1985年10月初诊。

诊视：闭经二年，面色晦暗不泽，烦躁易怒，两胁胀闷，少腹胀痛拒按，舌暗晦有瘀斑点，脉弦涩。

辨证：气滞血瘀。

治则：活血化瘀，理气通经。

方药：桃红四物汤合失笑散加减

赤芍 15g　川芎 10g　桃仁 10g　红花 10g　元胡 10g　香附 10g　灵脂 10g　蒲黄 10g　木香 10g　枳壳 10g　甘草 6g　怀膝 15g　酒归 15g

水煎服，10 剂。

二诊：两胁胀闷，少腹胀痛拒按，均明显好转，但仍饮食欠佳，守原方加陈皮、砂仁各 10g，予服 5 剂。

三诊：饮食渐增，精神转佳，肝脉大于寸口，两尺脉有力，乃营血渐充之象，仍守原方倍怀牛膝量，加紫河车 10g，以鼓动冲任之机。连服 4 剂月经来潮，次后每逢月经前服 3 剂，连服 3 个周期，由此月经如期而至，未复发。

按：闭经一症，大致可分为气血双亏、阴虚血亏及寒湿凝滞等之不同，故治法常因之而异。本例系气滞血瘀，故治以理气通经，活血化瘀，桃红四物汤合失笑散加减：当归、川芎、赤芍活血调经；桃仁、红花、元胡、牛膝行瘀止痛；香附、枳壳、灵脂、蒲黄、木香理气行滞；甘草缓中和诸药。方药配伍周到，始终一方因证化裁，以达气调瘀除，诸症悉平经痛消失之效。

四、白带（二例）

1. 唐××，女 45 岁，烟台某公司工程师。2009.10 初诊。

诊视：白带量多质稀，形寒畏冷，少腹发凉，腰酸腿软，食少便溏，舌淡苔白，脉沉迟无力。

辨证：脾肾阳虚，带脉失约。

法则：温补脾肾，散寒化湿。

处方：党参 30g　焦白术 30g　云苓 30g　炒川断 15g　炒杜仲 15g　菟丝子 15g　肉桂 10g　附子 10g　海螵蛸 15g　故纸

15g　白果 10g（打）

水煎服，5 剂。

二诊：白带减少，腰酸腿软，少腹发凉，食少便溏均减轻，效不更方，守原方 5 剂。

三诊：白带渐止，形寒畏冷，少腹发凉均消失。但入暮遇寒仍少腹凉感再守原方加吴茱萸、小茴香各 10g，予服 5 剂。

四诊：诸症悉平而愈。

按：本例系"肾阳不振，下元虚冷；脾阳亏虚，健运无力，致寒湿下注，波及冲任，带脉失约所致，治当温补脾肾，散寒化湿，因阳气贯注三焦，气化有利而寒湿自除，冲任得其温煦，带脉固摄有力，故诸症自除，带下获愈。

2. 曹××，女，41 岁农民，明集乡曹家村，2001 年 10 月初诊。

诊视：白带量多，少腹坠痛作胀，神倦乏力，月经先期，色淡量多，纳呆食减，舌红苔薄白，脉沉迟。

辨证：湿浊伤气，流注带脉。

治则：理气化湿，益气健脾。

方药：香砂六君子加减

苍术 10g　焦白术 15g　党参 15g　云苓 20g　陈皮 10g　当归 12g　香附 10g　肉桂 6g　元胡 8g　砂仁 6g　甘草 6g　琥珀粉（冲）3g

水煎服，6 剂。

二诊：白带大减，饮食渐增，少腹坠痛作胀好转，效不更方，守原方继服八剂，诸症悉平而安。

按：该病乃妇人常见之症，既影响妇女身体健康，有又碍生育，故不容忽视。因病机转化不同，故治法因症而异。如例一白带量多质稀，形寒畏冷，少腹发凉，腰酸腿软，食少便溏，舌苔湿白，脉沉迟等，属脾肾阳虚，带脉失约所致。治以温补脾肾、散寒化湿收功，即《内经》"寒者温之，虚者补之"之意。而本例白带量多，少腹坠痛作胀，神疲乏力，月经超前，色淡量多，乃湿浊伤气，流注带脉，故治以理气化湿，益气健脾病瘥。二例病虽有所区分，但均看重健脾收功，体现带脉隶属于脾，白带因于湿，治白带必先健脾，系其主要一环。

崩漏（八例）

1. 黄××，女，43岁，农民，博兴县乔庄公社黄家村。1971年3月初诊。

诊视：患崩漏二年余，时轻时重，神倦乏力，自汗短气，血欲止必呕吐，血色初红继淡，心烦意乱，时作自笑，舌淡胖少苔，脉细弱。

辨证：气血双亏。

治则：补益气血。

方药：十全大补汤加减

熟地15g　当归15g　白芍15g　党参20g　黄芪20g　茯神15g　五味子10g　麦冬10g　龙骨30g　海螵蛸20g　炙甘草6g

水煎服，5剂。

二诊：流血渐少，饮食渐增，但仍心烦意乱，时作自笑，原方加炒栀子10g，以除上焦虚热。10剂

三诊：心烦意乱消失，饮食大增，流血已止，时作自笑大轻，但少眠心悸，仍守原方去海蛸加炒枣仁10g、龙眼肉10g，继服5剂。

四诊：诸征悉除。五倍原方，枣肉为丸，梧子大，早晚空心服各20丸，白开水送下，以巩固疗效。

按：经血为水谷所化，滋养五脏，洒陈六腑，源流而来，生化于心，统之于脾，藏之于肝，宣布于肺，统施于肾，灌注周身，上为乳汁，下为月经，月以三旬而一盈，经以三旬而一至，乃属常候。而本例崩漏之疾，气血亏极可知。阴亏无以阳化，阳盛搏及阴

络，阴伤则血妄行，血伤则气散，气散则不摄血，故患崩漏。治以补益气血之剂，由于阴阳分秒不能分离，气血互根相为贯注，血随气行，气赖血随。不补其气，无以摄血，不滋其血，无以化气，无阳则阴无以生，无阴则阳无以化，故当治以气血双补，既能使阳生阴长，又能阴为阳用，阴阳相互为用，相互为根，此经所云："阴平阳秘，精神乃治"之理也。

2. 刘××，女　32岁　农民　里八田乡刘聚桥村。1985年3月初诊。

诊视：患崩漏失血过多，盈盆块多，致神昏气喘，额出冷汗，面色苍白，四肢发凉，脉微欲绝。

辨证：阴血暴脱，阳无所依，虚阳上越，险症。

治则：回阳益气，救脱。

方药：参附汤

大力参（切片先煎）15g　熟附子15g　2剂。

二诊：四肢转温，额汗已止，尚能低声语言，流血大减，但出现心悸眠，乃失血过多，心神失养之征，故更易调补心脾为治：

归脾汤加减熟地15g　当归10g　炙黄芪15g　焦术20g　炒枣仁15g　茯神15g　炒杜仲10g　炮姜炭6g　炒川断10g　炙甘草6g　大力参10g（另煎）

水煎服，9剂。

三诊：语言自如，流血似有若无，惟感乏力，少腹时有隐痛，腰酸难立，更壮腰肾固冲任法：

炒白芍10g　全当归10g　大熟地10g　焦白术15g　杜仲炭10g　炒川断10g　炒枣仁15g　海螵蛸15g　生芡实20g　棕榈炭10g　血余炭10g　6剂。

四诊：诸症悉除而安，嘱继服人参归脾丸，每次1丸，日再服，以巩固疗效。

按：本例乃我本村乡亲，为血脱险症，故三次以大剂"参附汤"，以回阳益气救脱，前人所谓："血脱益气"之理，即指此言。继则出现乏力心悸失眠，为失血过多，心失所养，方易调补心脾，宁神为要。三诊拟方壮腰肾、固冲任之法收功。继以人参归脾丸以资巩固，乃善后之法。

3. 孙××，女，44岁，小学教师。2011年9月初诊。

诊视：患崩漏，医治补涩诸药罔效，时轻时重，色淡不泽。形寒畏冷，腰酸乏力，少腹发凉，尿频清长，舌淡苔白，脉沉弱。

辨证：肾阳亏虚，固摄乏力。

治则：温补肾阳，固摄冲任。

方药：桂附八味丸加减

大熟地20g　炒山药30g　莲房炭10g　海螵蛸15g　鹿角胶10g　紫油桂6g　炮姜炭6g　净萸肉10g　艾叶炭6g　棕榈炭10g　炒川断15g　熟附子10g　枸杞子15g

水煎服，6剂。

二诊：下血及少腹发凉均显减，但仍稍动用力，则流血较多，原方加人参10g（先煎）　炙黄芪30g　以补气摄血，5剂。

三诊：形寒畏冷，少腹发凉，均消失，饮食有加，下血似有似无，身感较前有力，仍以原方继服10剂，病霍然。

按：肾与冲任关系至密，肾阳不振，导致冲任固摄无力而患崩漏。若一见血症，即投补血固涩之剂，虽可取效暂时，多有随止随发之弊，终难治愈。故往治不效。而本例乃由肾阳亏虚，所致冲任固摄无力，治宜温补肾阳，固摄冲任，方病相投，遣方用药，灵活化裁，疗效满意。

4. 刘×，女，32岁，农民，韩店镇崔韩村。1998年10月初诊。

诊视：患崩漏，流血较多，投止血之剂，而淋漓不断，时轻时重，色晦有块，块去痛减，少腹胀痛拒按，舌晦暗瘀斑，脉弦涩。

辨证：气滞血瘀，血不归经。

治则：理气化瘀。

方药：桃红四物合失笑散加减

京赤芍 15g　酒当归 15g　川芎 10g　熟地 10g　桃仁 10g　红花 10g　桂枝 10g　蒲黄炭 10g　五灵脂 10g　川楝子 10g　甘草 6g　酒军炭 10g　香附 15g

水煎服，2剂。

二诊：约下紫黑血块碗许，少腹胀痛消失，阴道下血大减，脉来较缓，更易宁血补虚为治：

炒白芍 10g　全当归 15g　生黄芪 20g　桂圆肉 10g　大熟地 15g　炒川断 10g　地榆炭 10g　杜仲炭 10g　艾叶炭 6g　台党参 15g　东阿胶（烊化）10g　炙甘草 6g

水煎服，5剂。

药后诸症消失，未再复发。

按：本例乃瘀阻胞宫，导致血不归经，随气而行，故投以止血之药不效，离经之血，瘀滞胞宫，形成血积，故色晦暗有块。因瘀块得除，气机得利，故块去痛减。气滞则胀，血瘀则痛，气滞血瘀，故少腹胀痛拒按，舌脉均属气滞血瘀之象，故治当理气化瘀，而获理想效果。

5. 孟×，女46岁，邹平铜矿工人。2011年初诊。

诊视：半年来阴道下血，淋漓不断，色淡红，头晕，体困乏力，四肢酸软，语言低微，食少便溏，舌质淡，苔薄白，脉大无力。

辨证：中气虚陷，脾失统摄，冲任不固。

治则：益气摄血，温经止痛。

方药：补中益气汤合柏叶汤加减

炙黄芪 30g　台党参 20g　醋当归 15g　焦白术 20g　炒柴胡 10g　炒升麻 10g　广陈皮 10g　柏叶炭 10g　炮姜 6g　焦艾叶 6g　东阿胶（烊化）10g　炙甘草 6g　三七 6g（研细冲）

水煎温服，日一剂，3剂。

二诊：诸症皆减，下血似有似无，饮食增加，舌苔红润，脉稍有力，仍守上方加芥穗炭10g，先后连续服药10剂，下血停止，月经正常，5年后随访，月经正常。

按：经血量少，非时而下，持续不止，或止而又来，淋漓不断，名曰漏下。本例乃中气虚损不能摄血，古今医家用补中益气汤摄血，乃通常之法，余用本方，益气升阳药均蜜制，干姜易炮姜，荆芥炒炭，柏叶炒炭，遵《济阴纲目》"血见黑则止"之意；再则侯经水淋漓止其半，柏叶汤减其半，补中益气汤剂量不变，以期达益气摄血之目的。

6. 霍××，女，40岁，机械厂工人。1997年2月初诊。

诊视：近八个月来，每月二次行经，或淋漓不断，颜色淡红，头昏晕痛，周身乏力，纳呆食少，咳嗽吐白色痰，四肢末端发凉不温，常汗出，易感冒，舌淡时苔白，脉虚弱。

辨证：脾虚不能摄血，漏下日久，卫外不固。

治则：益气固表，补脾摄血。

方药：补中益气汤合柏叶汤加减

黄芪20g　党参15g　焦白术15g　醋当归15g　柴胡16g
陈皮10g　侧柏叶（炒）10g　焦艾叶6g　炮姜6g　炙甘草6g
大枣6枚

5剂，水煎服，日一剂。

二诊：漏下已止，咳嗽咯痰减轻，头已不痛，仍昏，汗出减少，守上方加川芎10g、防风10g，再服3剂。

三诊：月经正常，诸症消失，嘱服补中益气丸两盒，随访5年，未曾感冒。

按：《妇科经纶》曰"妇人有先病而致经不调者，有因经不调而生病者。若因先病而后经不调，当治先病，病去则经自调，若因经不调而后生病，当先调经，经调则病自除。"本例先病漏下，致中气虚，气血化源无续，气血双虚，卫表不固，正不胜邪。"治病必求于本"，用本方扶正止漏，兼以解表，正胜邪去，病遂痊愈。

7. 张××，女，42岁，博兴县政府干部。1979年7月20日就诊。

诊视：自4月15日经潮，迄今已逾三月，每月经期10～15天，似净非净，继之淋漓，经色淡红，头晕，全身乏力，消化力差，腰酸腿困，面部虚浮，舌淡苔白黄，略腻，脉弦无力。

辨证：经水淋漓漏下3个月，致中气下陷，脾不运湿，故身困乏力，消化力差，面部浮虚。

治则：益气补中，摄血止漏。

方药：补中益气汤合柏叶汤加失笑散

炙黄芪30g　台党参20g　焦白术20g　炒当归15g　炒灵脂10g　炒蒲黄（包）12g　侧柏炭15g　陈皮10g　炮姜6g　艾叶炭6g　炙甘草6g　大枣5枚　炒柴胡16g　炒升麻10g

水煎，温服，5剂。

二诊：下血减少，食欲好转，面部浮虚，头昏身困，下肢酸困等均减轻，舌质红润，苔已退净，守前方加东阿胶10g（烊化）三七粉6g（研细）（冲服）　连服6剂。

三诊：下血稍止，面部浮虚减轻，唯眼睑稍浮肿，腹、足跟痛。清·尤怡曰："妇人崩中下血，多因湿热伤脾胃而致，盖脾统血，伤则失守也。医者不知是，而但与固涩之剂，血虽止而湿转郁矣。"本此意，守上方加入苍术，黄柏各10g，以去湿清热；熟地15以补肾。水煎温服，日一剂，4剂。

四诊：淋漓之经，日渐减少，逐渐经水正常。腹、足跟痛已消，眼肿消，面色红润，精神爽，舌脉已如常。

按：本例属漏下，脾气虚不能统血系本，按澄源法投补中益气汤以补气摄血，柏叶汤温经止血，失笑散以祛瘀血，使血止而不留瘀。因出血多，故用阿胶、三七加重止血之效；因兼湿热，故施以二妙散以祛下焦湿热,全方益气摄血为主,兼以化瘀,利湿,针对主症,兼顾次证,药中肯綮,收效满意。

8. 张×,女,17岁,学生,邹平县孙镇街村。2012年6月28日初诊。

诊视:月经暴下五月余,曾住某医院输血治疗,病情略有好转,五个多月来,月经淋漓不断如屋漏,血色淡红,食欲欠佳,伴身倦乏力,腰酸腿软,睡眠较差,面色萎黄,舌淡苔薄白,脉大而虚。

辨证:此为暴崩下血量多,输血后略好转,继则漏下,乃脾虚失于统摄,血不循经之故。因脾虚而有食欲欠佳,身倦乏力,腰酸腿软,眠差等。

治则:补中益气,摄血止漏。

方药:补中益气汤合柏叶汤加减

炙黄芪20g　太子参12g　炒柴胡12g　炒升麻10g　焦白术12g　醋当归10g　陈皮8g　侧柏叶炭10g　艾叶炭6g　炮姜6g　大枣5枚

水煎温服,日一剂,4剂。

二诊:(7月2日)药后月经淋漓减轻,精神好转,食欲稍差,舌红苔薄黄,脉沉弱。仍守上方炙黄芪加至30g　太子参加至15g　加砂仁6g　连服5剂。

三诊:(7月7日)服药见效,本月经行一周,后又来少许,随即经止。白带挟少量赤色物舌红苔黄腻,脉沉缓。守上方加祛湿止带之水陆二仙丹:芡实15g　金樱子15g　连服6剂。

四诊:(2014年5月1日)因感冒就诊,询问月经漏下病情,述去年服药后,月经已正常。

按:本例系室女,因食欲不振,脾胃虚损,水谷不生精微,气血化源不续,致气血双虚,冲任失约,经血暴崩,下陷肾与命门,湿热下注,遂漏不止,后期带脉失约,则湿热带下,苔黄腻,脉缓，故二仙丹而获效矣。

简单体会

崩漏之因，多为寒、热、瘀、虚所致。古今医家，立法、用方、遣药仁者见仁，智者见智，各有千秋。我在临证常以补中益气汤加柏叶汤、固冲汤、温经汤等施治，治愈多人。实感治疗该病在诊断时，病、因、脉、证中应以脉、证为主，治则应以补中益气升举摄血法，更参舌之淡、红、青、紫，辨正虚、邪实情况，做到审证求因，方能做到治病求本。一般应遵循塞流、澄源、固本三法，急当以塞流治标为宜，缓则澄源固本为主，升阳举陷、补中益气乃升举人身下陷清阳之气，抑制病邪。若尺脉弱者，宜补益肝肾之气，不可一味升举。

妊娠恶阻一例

侯××，女，30岁，农民，章丘市辛寨公社辛寨村。1985年10月就诊。

妊娠2个月，呕吐不止，诸药不效。

证见：呕吐痰涎黄水，烦渴欲饮冷，纳呆胸满，舌苔黄腻，脉滑数。

辨证：痰饮化热，冲脉气逆。

治则：豁痰降逆，清热止呕。

处方：清半夏10g 云苓15g 竹茹15g 苏梗12g 白术15g 黄连6g 黄芩10g 生姜三片

3剂，诸恙悉平而安。

按：该病乃妇科常见之症，其病机多与孕妇体质强弱有关。从生理而言："冲为血海，任主胞胎"。受孕以后，与冲任关系密切。冲脉起于胞宫，挟脐上行，隶属阳明，气逆反胃，致胃失和降而呕吐，治当健脾和胃调气降逆；若由于肝阳上亢，或郁怒伤肝，条达失司，孕后血聚养胎，致肝血益虚，多易导致肝火上炎，肝脉挟胃贯膈，肝气横逆犯胃之恶阻，治宜抑肝和胃，调气止呕降逆。本例为痰湿化热，停滞中脘，随冲脉之气上逆恶阻之症，故治以豁痰降逆，清热止呕。云苓健脾渗湿；苏梗、白术、黄芩理气燥湿，清热安胎；竹茹、黄连清胃中湿热。诸药相合，共奏豁痰降逆，清热止呕之效。合病机，取效快。

滑胎一例

孙××，女，33岁，农民，里八回乡西左村。1976年9月就诊。

婚后10年流产五次，均妊娠二月至三月堕胎，失血量多，形体消瘦，面黄唇淡，月经错后，量少色淡，少腹冷痛，心悸气短，舌淡少苔，脉虚弱。

辨证：气血俱虚，冲任失固。

治则：益气养血，固摄冲任。

方药：人参养荣汤加减

党参15g　白术15g　云苓10g　当归15g　白芍15g　熟地15g　黄芪30g　炒川断10g　炒杜仲10g　肉桂6g　阿胶10g（烊化）　炙甘草6g

水煎服，20剂。

二诊：月经来潮，色量较正常，少腹空痛消失。继服十全大补丸以资巩固，年余得息，顺产一男。

按：经水系水谷精微所化，奉养五脏，洒陈六腑，源流而来，生化于心，统之于脾，藏之于肝，宣布于肺，施泄于肾，灌注周身，煦濡冲任，上为乳汁，下养胎元，无不赖气血奉养，为生育之机，十月而产，乃属常候。《妇人良方》指出："夫胎乃阳施阴化，营卫调和，经养完全，十月而产。若气血虚损，不能养胎，所以数堕也"。充分申明了气血亏虚不能养胎的道理。而本例即属该类型。故治拟益气养血，固摄冲任之法。期待气血内充，月经复常，则易孕养胎，冲任固摄有力，为生育造化之机，胎成顺产之理。

热入血室案一例

周××，女，32岁，干部。1974年10月初诊。

患者素有怔忡宿疾，复感寒邪，形寒壮热，头痛无汗，烦躁不寐，神昏谵语。查其舌质红，苔灰黄，脉弦数。询问其经，经来临，行后复止。

辨证：热入血室证。

治则：达邪透热，佐以清心开窍。

处方：柴胡12g　党参15g　栀子10g　知母15g　连翘15g　丹参15g　泽兰15g　郁金12g　花粉10g　远志12g　丹皮10g　橘红10g　生地20g　茯神12g　甘草6g

水煎服，2剂，用开水冲服牛黄清心丸一粒。

二诊：服药二剂，汗出，热势减退，神志已清，谵语停止，经事已通，唯便结难下，更润肠通便：

瓜蒌15g　石斛15g　滑石12g　知母15g　丹参15g　枣仁10g　麻仁10g　茯神10g　远志10g　黄芩10g　栀子10g　郁李仁10g　甘草6g

水煎服，3剂。

三诊：温邪得解，月经已净，唯烦躁不宁，怔忡复作。更平肝宁神，肃清余热法：

元参15g　知母15g　茯神15g　丹参10g　黄连3g　龙骨15g　夜交藤20g　远志10g　胆草6g　白芍10g　甘草6g

连服10剂，诸恙平息。

按：热盛经行即断，系热入血室，本例神昏谵语，系热邪内陷之势，故透达热邪，清心开窍，二剂中病，后继用清润法通便解热，虑其体虚，故润之即行，最后施平肝宁神法痊愈。

二、儿科验案

1. 程××，男，11个月，邹平县里八田乡张寨村。1987年7月15日初诊。

患儿发烧38℃，继则解黏液便，日行10余次，经乡卫生院按痢疾治疗后，泻痢已止，但低烧不退，午后尤甚，不思食，腹胀，神疲肢倦，烦躁，舌淡苔灰黄腻。指纹色紫。

辨证：暑热挟积

治则：清热除烦，健脾消积。

方药：蒿芩清胆汤加减

处方：青蒿6g　白薇6g　扁豆8g　栀子4g　连翘6g　滑石6g　神曲6g　陈皮4g　荷叶6g　炒卜子4g

水煎服，3剂。

二诊：服上方后，心烦已除，睡眠安宁，发烧减退，小便亦多，灰黄苔渐化，守原方加健脾和中之药。

人参6g　扁豆10g　白术8g　连翘6g　神曲6g　青蒿6g　荷叶6g

水煎服，3剂。

三诊：服药3剂，发烧已退，神安食增，病获痊愈。

按：暑邪久伏而发者，名曰伏暑，本例属初患暑湿，经治痢止。但暑湿余邪未除，与正气相争则发烧，湿邪内蕴则腹胀纳呆；伏暑内燔则烦躁不安；湿性黏滞，热为湿阻，最不易解，故低热神疲肢倦诸症缠绵不愈。法宗蒿芩清胆汤方义，加白薇协同青蒿护阴；加陈皮、扁豆健脾化湿；人参健脾扶正；滑石、荷叶清湿泄暑湿；神曲、炒卜子消食开胃。故药进6剂，得收全功。

2. 宋×，男，1岁8个月，博兴县曹王公社东鲁村。1974年7月26日初诊。

一月前大便下稀黄水，高烧，经住院治疗高烧已退，但便泄始终不愈，求余予治。患儿面色苍白暗淡，精神烦乱，大便每日七、八次，溏稀渴欲饮水，溲黄，腹胀纳差，指纹暗淡，舌红苔薄腻。

辨证：湿热壅遏胃肠。

治则：健脾化湿，泄热除秽。

方药：二术二陈汤合六一散加减

白术 4g　苍术 4g　薏米 6g　扁豆 4g　茯苓 6g　川朴 3g　黄连 3g　黄芩 3g　滑石 6g　藿香 5g　公英 6g

水煎服，2 剂。

二诊：便泄次数减少，粪质软薄，再进 2 剂。

三诊：便次减少，粪质基本正常，效不更方，原方继服 3 剂，药尽病愈。

按：本例系湿邪壅滞，热邪偏盛所致。乳食无度，积湿生热，湿热壅遏肠中，腐浊下迫，故现诸多症状，方用二术二陈汤合六一散，以健脾化湿，泄热除秽，方药投合病机，故多获良效。曾以该方化裁，治疗多例此种类型小儿泄泻，均收效满意。

3. 陈×，女，3 岁，韩店乡上口村。1985 年 4 月 16 日初诊。

一年前曾患腹泻住院，经治疗好转，此后经常便稀，日三四次，面色苍白，纳差神疲，喜蜷卧，小便清长，指纹淡，舌苔薄白。

辨证：脾胃虚弱，中阳不足。

治则：健脾温中，和胃止呕。

方药：四君子汤加味

党参 6g　白术 6g　云苓 6g　附子 3g　陈皮 4g　炮姜 3g　山药 6g　木香 3g　炙甘草 3g

水煎服，3 剂。

二诊：大便次数减少，日二三次，呈糊状，继服 3 剂。

三诊：大便正常，精神好转，前方去炮姜、附子，加薏米 6g，服 3 剂，药尽病愈按：本例属脾胃虚损，中阳不足之泄泻。泄泻日久，或恣食生冷瓜果，油腻乳酪，或受风着凉，戕寒中阳。多见面色白，神疲畏寒，纳呆，粪质清稀或水样便，完谷不化，本例即是。临床我多用四君子汤合肉桂、炮姜、附子、肉蔻；或附子理中汤加吴萸、丁香；有蛔虫者加川椒、槟榔，每收良效。

4. 宋××，女，1岁半，里八田乡西左村。1990年11月6日初诊。

初秋患腹泻，经在乡镇卫生院治愈，近日腹泻又作，昼夜七八次，稀水样便，夹有食物残渣，时有便溺失禁，夜尤甚，脱肛。面色苍白，目眶下陷，呼吸弱，指纹暗淡，舌质淡，苔白滑。

辨证：脾气虚陷，命门失煦。

治则：补气升陷，温肾固脱。

方药：补中益气汤合真人养脏汤加减

炙黄芪6g　炙升麻3g　党参5g　陈皮4g　焦白术6g　茯苓6g　附子4g　山药6g　肉蔻5g　五味子3g　米壳4g　故纸4g

水煎温服，2剂。

二诊：大便次数减少，余证同前，守前方2剂。

三诊：大便次数续减，日二三次，呈稀糊状，脱肛已愈。守前方加萸肉4g，服3剂。

四诊：大便复常，精神转佳，面色红润，继用原方调理月余，随访两个月，一切恢复正常。

按：久泻致脾虚下陷，或久泄气虚伤阳，阳微阴盛，真阳不足，命门失煦。本例所现诸症即属此型，治宜补气升陷，温肾固脱。我临证常以补中益气汤合真人养脏汤加减，每收良效。

5. 赵××，男，10个月，邹平镇三义村。1984年10月就诊。

母代诉：患儿腹泻一个多月，经中西医治疗罔效，近日加重。

检查：指纹淡，透关，舌尖红，苔薄白，表情淡漠，唇颊艳红，口干燥，体温35.8℃，呼吸微弱，两目无神，闭合不严，时而便溺失禁，肢体震眴，躁动。

辨证：阴亏阳脱，虚阳外越。

治则：救阴固脱，潜阳熄风。

方药：参苓白术散合参附汤加减

高丽参3g　白术3g　茯苓6g　麦冬3g　黄芩1g　木瓜3g　乌梅4g　白芍4g　五味子3g　附子3g　牡蛎6g　龟板3g　钩藤3g　炙甘草3g

水煎服，1剂。

二诊：肢体震眴有减，余证如故，继服一剂。

三诊：肢体眴动停止，便溺失禁减轻，精神面色转佳，体温36.3℃，守前方去附子，二剂。

四诊：二便正常，精神欠佳，虑其患儿脾气亏虚，久泻耗阴，给予参苓白术散调理半月病愈。

按：本例辨证乃系阴亏阳脱，虚阳外越，故治以救阴固脱，潜阳熄风，方药合于病机，故治疗效果显著。

肤浅体会

小儿腹泻乃临床常见病之一，经数十年的实践，我认为其用药规律必须明确：

导滞与调和脾胃相结合。该病多因乳食不节，滞伤脾胃，故用药一般以导滞和胃为主（尤其初期）。导滞是为了调理脾胃，而调理脾胃又始终是治疗小儿腹泻的手段和目的，二者相辅相成，互得益彰。

1. 清利与运化相结合。该病多因水湿停留，故用药多以运化水湿为主，切忌过早塞流，否则恋邪留湿，碍脾运转，反助小儿阳热内闭。

2. 补中寓消，消补结合。泄泻到了中期或后期（指慢性腹泻），在治疗过程中应予补脾健运，但在补剂中应给予清导，补消并行，从而有助脾气运化，否则壅土消中，不利脾气舒展。常选用陈皮、砂仁、枳实、白术等同用。

3. 寒温宜忌，攻下应慎。小儿脏腑柔弱，易为虚实，寒温攻下，有碍脾胃，故非所宜。正如钱乙在《小儿药证直诀·虚实腹胀篇》谈到用药宜忌时指出："小儿易为虚实，脾虚不受寒温，服寒则生冷，服温则生热，当识此勿误也"。又在《诸疳篇》谈道："小儿脏腑柔弱，不可痛击，大下必亡津液而成疳，凡有可下，量大小虚实而下之。"说明寒性攻伐太过及温燥太甚（如姜、附、桂等）均为不宜。并指出："对苦寒攻下之品，即使应用，也该量其虚实，攻之有时，中病即止。此外，对沉降类药物（如龙骨、牡蛎、赤石脂等）都应审慎使用，且用量适中，因该类药性沉镇重，多用易碍胃伤气，损伤中阳。"此外，在给药方法上，宜少量多次徐徐呷饮，且忌急于求愈，一次量多。小儿哭闹时且勿施行给药，以防药液呛入气管。要反对捏鼻给药的拙劣旧习。

中风病案一则

韩××，男，66岁，里八田乡农民。1986年9月7日初诊。

主诉：近一个月来，时有头痛，眩晕，倦怠乏力等现象，但均不严重，照常劳作不料于9月4日晚，刚睡一觉。醒来想翻身，感觉手足不灵活，亦勉强从右侧翻向左侧，然欲再反过来，却不可为了。等喊家人来，发现口眼歪斜，自己也感讲话费劲，发音不清，舌头运动不自然，家人动之手足，右半身不能活动，呈弛缓性瘫痪。现患肢经常麻木。第二天到乡医院诊治，血压不高，稍微偏低，诊为"脑血栓形成"。今来求予诊治。（乡亲）

患者面色苍白，舌淡胖，苔白厚腻，口角时有清涎流出，语言蹇涩，脉来浮滑。证属"风痱"也。《灵枢·热病篇》云："痱之为病也，身无痛者，四肢不收，智乱不甚，其言微，知可治；甚则不能言，不可治也。"后来宋人整理《金匮要略》引《古今录验》

方》的续命汤条说："治中风痱，身体不能自持，口不能言，冒昧不知痛处，或拘急不得转侧。"两处所述症基本一样，但《古今录验方》已把"中风"和"痱"连在一块了。于今之能见脑血栓形成的临床表现，如舌下和面神经的中枢麻痹，肢体瘫痪，患侧感觉障碍等，实无二致。本病之所以形成，现代医学认为是动脉粥样硬化性血管壁粗糙、管腔变窄，加之血压降低，血流缓慢，血液黏稠度增高，遂逐渐变为血栓，阻碍血液对脑组织的供应，脑组织缺血而坏死、软化所致。中医则认为"外风之中，实因内气之虚"，经脉气虚，痰饮堵塞于中，是本病的根源。《证治要诀》说："口眼歪斜，手足瘫痪，或半身不遂，或舌强不语。风邪既盛，气必上逆，痰随气上，停留壅塞，昏乱晕倒，皆痰为之也。"痰饮的停留壅塞的病理，与血栓形成，颇有类似之处，因其所"停留壅塞"的病灶，同样是在脉管之中，故《金匮翼》有云："口眼歪斜，络病也，其邪浅而易治；手足不遂，身体重痛，经病也，邪差深矣。"因而对本病的治疗，应以补气、祛痰、活血、行滞为主。唯在目前当首先活血祛痰，疏通经络，用涤痰汤加味。处方：天南星（姜制）10g，姜半夏12g，广橘红15g，炒枳实10g，云苓20g，石菖蒲10g，生晒参（先煎）10g，淡竹茹10g，广郁金15g，生姜五片，粉甘草1.5g。水煎服，3剂。

方义：南星、半夏、橘红、枳实、竹茹、云苓去痰饮；菖蒲、枳实、生姜开瘀滞；生晒参益气扶正；广郁金活血行滞。甘草调和诸药，为防其滞，故量少。

9月10日复诊：

口角歪斜有改善，流涎消失，发音较前清楚，脉已不滑，为痰饮已被荡涤之象，唯右侧手足瘫痪如故。说明气血尚未通调，更续命汤加减，以疏气活血：（古今录验方）

桂枝尖 10g　　净麻黄 6g　　全当归 10g　　炮姜片 10g　　川芎 10g
光杏仁 10g　　酒元胡 10g　　桃仁 10g　　红花 6g　　炒地龙 6g　　台参

15g

水煎服，3 剂。

续命汤的组成，旨在疏气活血以胜风，麻黄、炮姜、杏仁、台参，气药也；桂枝、当归、川芎，血药也。于气药中加入元胡索与当归、桂枝相伍，借其能更好地舒筋活血；于血药中加入桃仁、红花，借其能畅通血脉；地龙入络的效力尤捷，故少加之以引导。原方尚有石膏、甘草，以其无关紧要，故去之。

9 月 13 日三诊：

右侧肢体大有进步，右上肢已可自举与肩平，下肢稍差，但麻木感减轻，时有气短，脉来无力，营血因尚未完全通畅，然气虚之象已较突出，当用益气通营法，更补阳还五汤加味：

川芎15g　酒当归15g　桃仁10g　红花6g　赤芍15g　炒地龙10g　生黄芪60g　大艽15g

水煎温服，5 剂。

方在重用黄芪以补气，余药均在活血。其入络之药仅地龙一味，力显薄弱，故加入善于宣通经络的秦艽，加大其用量。

9 月 18 日四诊：

上肢能举至头，足亦能勉强步行，麻木感全消。营血既已通畅，阳气亦渐回复，唯血压仍稍低，更《三因方》之"仁寿丸"加味以巩固疗效：

桂心10g　云苓片15g　炒杜仲10g　川断12g　枸杞子10g　巴戟天10g　菟丝子15g　防风10g　怀膝10g　熟附子10g　净萸肉10g　生地15g　焦术15g　炙黄芪30g　大艽15g

水煎服，6 剂。

原方为肝肾双补之剂，故多为温养下之焦之品，再加入黄芪、白术，借其益脾肺以固卫气，则三焦无虚，气实于内，外风无由入，内痰无由生，实为治本之用。

9月24日六诊：

上肢活动自如，下肢可缓行，纳眠均可。嘱其停用中药，以人参再造丸、血府逐瘀丸连续服用一个月，随访至今，已76岁高龄，生活能自理，每天到大街，漫游散心，享老年之乐矣。

话治胃肠疾患

临证半个世纪，颇感胃肠疾患屡见不鲜，类型繁杂，所用药物品种亦众。同时更体会到，该病治疗收效较速，但根治却难。胃肠病患者，往往时愈时作，时轻时重，或因情志变化而加重，或因季节交替而反复。故临床治疗本病，要把握好内、外因之关，机圆法活，良工运巧，不可全赖药物，详细嘱咐患者，适当参加体力活动，注意情志波动，减少精神刺激，做到饮食有节，非常必要。

中医学所谓的胃肠病，函脾在内。但论脾之功能，却与现代医学殊异。中医所说之脾，实含胃肠之功能。如《内经·灵兰秘典论》云："脾胃者，仓廪之官，五味出焉。大肠者，传导之官，变化出焉。"又说："饮入于胃，游溢精气，上输于脾。脾气散精，上归于肺。通调水道，下输膀胱，水精四布，五经并行。"金元四大家之一的李东垣认为，土为万物之母，在自然界春夏秋冬四季中，位居中央，人身既为一小天地，其相应器官即是脾胃。脾胃在人体为升降运动的枢纽，脾升胃降，处于关键地位，只有"胃纳脾化"，水谷精微上输心肺，下归肝肾，敷布四肢，充养肌肉，实"气血阴阳之根蒂也"。胃既病，则脾无禀受，故亦随病。形体劳役则脾病，脾主四肢，主统摄，故可见倦怠嗜卧，四肢乏力，大便溏泻。脾既病，则胃不能独行津液，故亦随病。可知胃肠病与脾息息相关，不可分割。故治疗胃肠病，求其主因与脾有关者，必须兼顾并施，方能提高疗效。

临证多年，治疗该病甚多。遵照辨证求因，审因而治的原则，体察发病规律，按照内经"寒者热之，热者寒之，虚则补之，实则泻之"的治则，灵活变动，随证治之，每获良效。

寒则温之、热之。辛者能开，温热则散，故该类药物多为味辛、温热之品。良附丸、姜附汤、理中汤等，均为常用。药物如吴萸、荜茇、附子、炮姜、荜澄茄等均宜于温中散寒。

热则清之、凉之。中焦实热，必以苦寒折之。清胃散、白虎汤、三黄石膏汤、三黄泻心汤等宜用。药物如栀子、生石膏、黄连、党参、大黄等尤为常用。

虚则补之。养胃健脾，常以四君子汤、补中益气汤等化裁来用，药物如黄芪、党参、山药、白术等均有健胃醒脾之功。

实则消之。食积不消，须赖以助消化之品，保和丸乃常用方，药如大白、枳实、枳壳、炒麦芽等。

痛则通之。"不通则痛，痛则不通"，故痛者通之。方为木香顺气丸、柴胡疏肝散、中满分消丸等；活血药为丹参、郁金、香附、三棱、莪术、元胡等。方如活络效灵丹、血府逐瘀丸、复元活血汤等。

腑实者泻之。可用诸承气汤或番泻叶等。但若体弱大便燥结者，则宜用润下药、如火麻仁、郁李仁、瓜蒌仁、淡寸云、杏仁泥等。溏泻者固涩之，药如赤石脂、禹余粮、煨诃子、米壳等。方如真人养藏汤、禹余粮丸等。

呃逆者降之。胃以下行为顺、故呕吐、呃逆、嗳气者，宜用旋覆代赭汤、丁香柿蒂汤、橘皮竹茹汤等。芳香化浊之药可降逆止呕，如紫苏梗、佛手片、藿香等。

嘈杂者和之。吴萸与黄连、炮姜与黄连、半夏与黄芩，均系寒温并用，调和以施之法，胃和则嘈杂自除。

津枯者滋润之，脾胃弱、津液枯、饮食不香、纳食乏味，宜滋液养阴，以生其津，如石斛、玉竹、花粉、寸冬等，沙参麦冬汤、叶氏养胃汤加减运用，功效甚速。

如胃酸过多，常用煅瓦楞、乌贼骨、大贝母等。

典型病案举例：

石××，男，32岁，干部。1989年8月齿龈肿痛，口舌生疮，口中流涎，咀嚼困难，有碍饮食，咽喉阻塞不利，大便秘结，小便色黄，夜寐欠安，持续月余。舌边尖红，苔黄，脉弦数。

辨证：口属脾胃，舌为心苗，齿龈肿痛，口舌生疮，系脾胃蕴热，心火上炎之征。

治则：清脾胃、泻心火。

方药：清胃散、导赤散、泻黄散加减。

山栀子10g　大生地15g　细木通6g　酒黄连8g　生石膏30g　防风6g　淡竹叶8g　黄芩10g　酒军炭10g　青连翘10g　藿香梗15g　升麻10g　粉甘草6g

水煎服，3剂。

二诊：药后齿龈肿胀，口舌生疮显减，大便已通，效不更弦，守上方去酒军炭、防风，加蒲公英30g、金银花15g，再服3剂。

三诊：药后诸症消失，大便复常，纳眠均佳。继访三个月，病未复发。

按：本例属脾胃热盛、心火上炎，病虽非严重，但妨碍饮食，痛苦颇甚。故以上诸方合用，行清热，解毒，行气，通便之功，俾脾胃热清，心火降，故诸症除。

话说培本祛邪

首当注重脾肾

扶正祛邪，系中医的治疗法则之一。在医疗实践中，如何培本祛邪，做到标本兼顾，吾集50余年的经验体会，谈点肤浅看法。

明代李士材（中梓）根据《内经》"治病必求于本"的说法，提出"善医者，必责其根本，而本有先后天之辨，先天之本在肾，后天之本在脾",明确提出脾肾为本的观点。"肾者,作强之官,伎巧出焉",故肾对人体内外环境的变化,其一定首先反应;"脾者,仓廪之官,五味出焉",它还统摄血液,与胃相表里,为生化之源,故脾对消化吸收,气血盈亏,肌肉健全,面色荣松等都有很大影响。因此,脾肾为培本的主要脏腑,是培补的根本方法。历代医家对补脾补肾,及孰轻孰重,见解各异。清程钟龄说:"须知脾弱而肾不虚者,则补脾为亟,肾弱而脾不虚者,则补肾为先;若脾肾两虚,则并补之,药既补矣,更加摄养有方,斯为善道",确为比较客观的说法。

历代有很多的培本方剂,傅青主的安奠二天汤是既有理论,又有实效的脾肾双补剂,文虽为妊娠少腹疼立方,但明确以"脾为后天,肾为先天,脾非先天之气不能化,肾非后天之气不能生,补肾而不补脾,则肾之精何以遽生也,是补后天之脾,正所以补先天之肾也,补先后二天之脾与肾,正所以固胞胎之气与血,脾肾不可均补乎"而立论。

临证多种疾病需培脾养肾法治疗,如白血病、糖尿病等。首先要弄清他们的发病机理,正邪情况,虚在何处,然后根据患者之证象可得出某些病是因虚致病,而不是因病致虚,并有正不胜邪之见证;而虚则常是肾先虚,次是脾虚,或先是脾虚,再是肾虚,从此着眼,往往效果显著。

祛邪,就是采用消除外在或内在因素而致疾病的药物,或其他诊法以驱除邪气,适应于邪实而正气未虚的病证。临床适用扶正祛邪这一法则,要分清主次,把二者辨证有机地结合起来。第一,扶正祛邪必须立足于整体观念,对某一疾病的治疗,应分清正邪的盛衰,决定祛邪与扶正之先后,或二者并施,用以调整阴阳,使之臻而康复;第二,祛邪是手段,扶正是目的,临床若遇到邪盛正虚或虚实夹杂的复杂病证时,要抓住矛盾的主要方面,当机立断,速祛其邪,以转危为安。第三,祛邪还是扶正,要随证变通,攻邪是排除多种致病因素的有力措施，可阻止某些疾病趋向恶化，促使早日康复。当然，祛邪法的使用既要大胆，又要慎重，切勿过分伤其正。仲景十枣汤在猛攻药中加入补中之大枣，是辨证地运用攻邪法的典范。近对肺炎之虚证或老年患者，在清肺解毒的同时，能以参附益气助阳，常能转危为安。兹附验案三则，以供参考。

1. 谢××，男，46岁，干部。1980年6月18日初诊。

患者咳嗽气喘，痰多不爽，不能平卧，心悸胸闷，腹满尿少，唇指发绀，足肿没指，舌质紫暗，脉来细数。

诊断：肺心病、心衰。

辨证：痰饮。

病机：肺、脾、肾三脏俱虚，下则肾虚不纳气，中则脾虚不运化，上则肺虚不降气。

治则：治上无恙，当治中下，以培本扶正法。

方药：生脉散加减

太子参15g　大寸冬12g　五味子10g　葶苈子15g　丹参20g　茯苓20g

水煎早晚服，3剂。

二诊（6月21日）：药后咳喘减轻，痰已少，尿增多，但饮食尚差，精神不振，舌质由暗转红淡，守原方加黄芪20g，白术15g，炙甘草10g。3剂。

三诊（6月25日）：诸症减退，开始上班。

按：本案系气阴俱伤，血脉瘀阻，肺失宣降所致之痰饮证，多由肺、心、肾功能失调，外邪引动伏邪所致。治当益气养阴，活血通脉，止咳平喘，化饮除痰，故用生脉散加减。方中太子参、五味子、寸冬益气生津，扶正祛邪；丹参活血化瘀促进血行；茯苓、葶苈子强心利水，化痰平喘；诸药合用，共奏益气养阴、平喘祛痰、活血化瘀，利水消肿之功。二诊复加黄芪、白术、炙草，健脾益气，扶正祛邪。药用六剂，故获佳效。

2. 邵××，男，10岁，博兴县乔庄公社小大庄村。1971年6月16日初诊。

患者遇冷后发烧三天，体温39°C，用西药解热消炎后，一时汗出热退，但随后热势又起。一年前曾患急性炭疽性肺炎，已治愈。现头昏、身倦、不思饮食，胃脘痛，小便短赤，大便如常，无汗，舌淡红，苔薄黄腻，脉象濡细数。

辨证：阴暑挟湿。

治则：祛暑透表，和中化湿。

方药：香薷饮加减

香薷10g　扁豆10g　薄荷6g　陈皮10g　瓜蒌15g　滑石10g　荷叶10g　车前子10g　神曲10g

3剂，水煎，早晚服。

二诊（6月19日）服药3剂，发烧退，诸症消。

按：本例所治，属阴暑挟湿证。治之不可过用辛温，亦不能纯用清凉，必以解表散寒、祛暑化湿同时施用，香薷饮加减药仅三剂，病即告愈。

3. 张××，女，11个月，里八田乡张寨村。1985年7月15日初诊。

患女发烧38.5℃，继则解黏液便，日行10余次。经乡镇卫生院按痢疾治疗后，泻痢已止，但低烧不退不思食，腹胀，神疲肢倦，烦躁，舌质淡，苔灰黄而腻，指纹色紫。

辨证：暑热挟积。

治则：清热除烦，消积健脾。

方药：蒿芩清胆汤加减

白薇6g　扁豆8g　栀子4g　连翘6g　滑石6g　神曲6g　陈皮4g　炒卜子6g　荷叶6g　青蒿6g　黄芩4g

水煎服，5剂。

二诊（7月20日）服药5剂，烦躁已除，睡眠安宁，发烧减退，小便亦多，苔灰黄渐化，守原意，加健脾和中之药：

人参8g　扁豆10g　白术8g　连翘6g　神曲6g　荷叶6g

水煎服，3剂。

三诊：服药3剂，发烧已退，神安食增，病愈。

按：暑邪久伏而发病，名曰伏暑。本例乃初患暑湿，经治痢止，但暑湿余邪未尽，与正气相争则发烧；湿邪内蕴则腹胀纳呆，伏暑内燔则烦躁不安；湿性黏滞，热为湿阻，最不易解，故低热、神疲、肢倦诸症缠绵不愈。法宗蒿芩清胆汤意，加白薇协同青蒿护阴，加陈皮扁豆健脾化湿，人参健脾扶正，滑石、荷叶倾泄暑湿，神曲、炒卜子消食开胃，故药进8剂，诸病霍然。

话说辨治头痛

头痛系病人的自觉症状，临证极为多见，各科疾病均可引起头痛。中医学认为"头为诸阳之会"，凡五脏精华之血，六腑清阳之气，皆会于头。其病因病机，"不外六淫外袭和七情内伤，六淫之中，风性善行而数变，风为阳邪，其性开泄。大抵寒侵经脉，热扰清空，湿散清阳，多责之于风，所谓高巅之上，唯风可到"。风为百病之长，伤于风者，上先受之。内伤诸疾，如气血虚弱，经脉失养，肾水不足，肝阳上亢，木郁化火，至于血瘀、痰浊，阻塞经络，均能导致气血逆乱，不足以上荣，而发生头痛，其主要原因，由情志不和引起。正如张景岳所说："凡诊头痛者，当先审久暂，次辨表里。盖暂痛者，必因邪气，久病者，必兼元气。以暂病言之，则有表邪者，此风寒外袭于经也，治宜疏散，最忌清降；有里邪者，此三阳之火炽于内也，治宜清降，最忌升散，此治邪之法也。其有久病者，则或发或愈，或以表虚者，微感则发。……所以暂病者，当重邪气，久病者，当重元气，此固其大纲也。然亦有暂病而虚者，久病而实者，又当因脉因证而详辨之，不可执也。"

历代医家，对头痛病症，虽千头万绪，归纳之，总不外乎外感头痛和内伤头痛二类。我临证五十余年，治愈该病颇多，兹仅就自己回忆较清楚的几例简介如下供同道参考。

1. 1970年夏，我在博兴县乔庄一地段医院接诊一病人，不惑之年，系乔庄供销社一职工，姓胡，三叉村人。当时一进入病人卧室，即闻之臭汗气味异常，病人身盖棉被一床，被上又重了一条棉套，被套之间还有病人的衣服，时值夏季，盖如此厚，病人还把头缩入棉被里，另外看到棉套上好像蒸笼似的冒气。经望、闻诊，就知病人发热汗出怕冷。病人主诉：头痛，发烧，怕冷，不思饮食，其脉沉细无力，搏动均匀，无间歇，舌苔薄白。综析上述症状，恰似《伤寒论》中太阳病提纲。原文："太阳之为病，脉浮，头项强痛而恶寒"；"太阳病，发热汗出，恶风，脉缓者，名为中风"。在经文的启发下，认为可能是太阳中风表虚证，但太阳中风，脉当浮缓，今脉沉细无力，显然脉症不符。思前顾后，考虑再三，原文又说："发热而渴，不恶寒者，为温病。"但病人不渴，又恶寒，可排除温病。因怕冷，盖那么厚的衣被，热势不减，此为外感发热，非内伤阴虚发热可知。翻阅前医诸方，均系退热，热未退，汗未减，表证仍在，尚未传里，治宜解表。假如服后热更甚，汗更大，后果难以设想。想到前人谆谆教导，"血汗同源"，夺汗者无血，血衰气必弱，气为血之帅，气行则血行，血推动无力，故脉来微细而涩。《伤寒论》中，因汗下失宣，贻误病机，造成坏证者有之，在这正虚邪实病症面前，只好脉症兼顾，拟用了《伤寒论》中的桂枝加芍药、生姜各一两，人参三两新加汤，药味未增减，剂量有所改动：党参30g，白芍20g，桂枝10g，炙甘草10g，生姜10g，大枣10枚。水煎服，1剂。

服药后约二小时，汗出减少，头痛轻，热势大减，且汗止，脉来均匀，较前有力，但不似常人，继用益气补血之药调理而愈。

按：此乃外感风寒头痛，像那样的恶寒，有一份恶寒，便有一份表证，且口不渴，说明内热不甚，脉不浮紧，出现微细而沉，说明荣血不足，故以益气补血之药调理治愈。

2. 1973 年 1 月，我所在的博兴县寨郝地段医院一位崔护士，女，28 岁，因头痛让我诊治。自述头痛已久，白天起床时头清醒如常人，早饭后即开始头痛乏力，至中午头痛且昏，但尚能支持，中午过后，病势减弱，日落时头昏痛均消失，反复无常，时轻时重，久治不愈。患者舌质红无苔，脉细数，脉症合参，我诊为肝肾阴虚所致头痛，治当壮水涵木，即虚则补其母，壮水之主以制阳光之法，当用左归饮加减：大熟地 30g，淮山药 20g，净萸肉 12g，明天麻 10g。水煎服，3 剂。

二诊：服药 3 剂，头痛减轻，连服数剂而愈，未再发作。

按：此乃肝肾阴虚之头痛，辨证要点为：日落时头痛消失，经云："日落至黄昏，天之阳，阳中之阴也"。下午属阴，为阳之阴，病人阴虚，得阴而救，故头痛消失，舌红无苔，脉细数，均为阴虚之征，久病及肾，故养肝肾之阴，方用左归饮加减获愈。

3. 王××，女，40 岁，邹平县邮电局职工。1983 年初诊。

患者半边头痛，每因情绪波动，或感受风寒头痛即发，今头痛十余日，面色苍白无华，月经正常，舌苔薄白，脉滑弦无力。

辨证：少阳痰火。

治则：解郁化痰，和解少阳。

方药：散偏汤予服

白芍 12g　川芎 30g　郁李仁 10g　柴胡 10g　白芥子 10g　香附 10g　白芷 6g　甘草 3g

水煎服，3 剂。

二诊：服药 3 剂，头痛消失，续更八珍汤 5 剂。随诊三年未发作，且饮食良好，身体日渐强壮。

按："散偏汤"系陈士铎《辨证录》（又名辩证奇闻）所载。说："夫川芎止头痛者也，然而川芎不但止头痛，同白芍用之，尤能平肝之气，以生肝之血。肝之血生，而且胆汁亦生，无干燥之苦，而后郁李仁、白芷用之，自能助川芎以散透风，又益之柴胡、香附以开郁，白芥子消痰，甘草以调和之滞气。则肝胆尽舒而风于何藏，故头痛愈。"数十年来，我运用该方，原方药味未增减，只是药量有所增加，偏头痛在左或右，均可应用，每收良效。不过有人在解释该方时提出："川芎能走散人真气，久服多服令人暴亡，若用1两连服10剂。恐汗出不收，似以少用之"。不过我个人则认为，川芎为血中之气药，走窜力极强，对高血压患者不宜用，久服多服令人暴亡，是否可这样理解，供同道参考。

4. 任××，男，45岁，博兴一中教师。1976年4月初诊。

患者满头皆痛，唯巅顶疼痛甚剧，食欲不振，伴有呕吐涎沫，大便溏，小便清，四肢厥冷，舌淡苔白滑，脉沉弦。

辨证：厥阴头痛。

治则：温胃散寒，降逆止呕。

方药：吴茱萸汤加减

吴萸10g　党参15g　藁本10g　生姜3片　大枣6枚

水煎服，3剂。

二诊：服药3剂，诸症显减，效不更方，守原方加藿香10g，继服3剂，诸症消失。

按：此例系厥阴头痛。《伤寒论》云："干呕，吐涎沫，头痛者，吴茱萸汤主之。"巅顶属厥阴之脉循行部位，加藁本引经药6剂而获效。辨证要点为干呕，呕吐涎沫症状，四肢厥冷，口不渴，舌淡苔白脉沉弦，均系寒象，故用温散厥阴寒邪之吴萸汤加藁本而愈。

5. 张××，男，42岁，邹平铜矿工人。1984年6月初诊。

患偏头痛数年，久治不愈。当我接诊时，见其精神饱满，体形健壮，不似久病患者。问之，答曰：不知何故，耳下偏后处先痛。部位不大，按之痛甚，可波及头角亦痛，且感口苦，烦躁易怒，大便干，小便黄，舌质红边有瘀斑，苔腻稍黄，脉弦细有力。

辨证：肝胆湿热兼血瘀头痛。

治则：龙胆泻肝汤加活血化瘀之品。

龙胆草8g　条黄芩10g　炒栀子10g　大生地10g　细木通6g　泽泻10g　车前子10g（包）　全当归10g　桃仁泥10g　南红花10g　粉甘草6g　生姜1片

水煎服，3剂。

二诊：药后头痛大减，后以原方随症加减，数剂而愈。

按：头角为手足厥阴循环部位，舌质红，边有瘀斑，均在肝胆部位，苔腻稍黄，兼口苦，大便干，小便黄，脉弦细，此乃肝胆湿热，阻滞经脉，气血运行受阻，而产生了湿热阻于清窍，引起头痛，病久多瘀，故舌边瘀斑，治当清利肝胆湿热兼活血化瘀，方用龙胆泻肝汤加桃仁红花治之方药合拍故收满意效果。

6. 明××，男，48岁，农民，里八田乡韩家村人。1988年3月初诊。

患后脑痛近5个月，曾用六味地黄丸治疗，痛不减。腰稍酸，微恶寒，食欲、二便均无异常，舌红苔白，脉沉细弦。

辨证：肾水不足，肝阳偏亢，夹受风邪。

治则：滋肾平肝。

方药：归芍六味汤加引经药

熟地15g　山药15g　当归10g　白芍10g　川芎6g　云苓10g　陈皮10g　天麻6g　麻黄3g　蔓荆子6g　甘草3g　防风10g　麻黄6g

水煎服，3剂。

二诊：服3剂头痛大减，继服3剂，头痛消失，随访数年未发。

按：本例乃肾水不足，肝阳偏亢之头痛，故治当滋肾阴平肝阳，用归芍六味汤加味，熟地补肾水，山药通督脉，甘草健脾和中，归、芍、天麻平肝熄风佐以少许麻黄、蔓荆子不仅可引药达巅，亦可逐其风邪。后脑头痛在头后部，下连于项，此为太阳膀胱经头痛，病久伤阴，舌红脉沉。因肾与膀胱相表里，故滋肾平肝，加麻黄、防风引入太阳经，服药6剂，病遂愈。前人有谓该病症属肾中风。

  我从几十年的临床实践中体会到，头痛的部位不同，其引经药的选择不容忽视。如巅顶痛加藁本；少阳痛加柴胡；阳明痛加白芷；后脑痛加麻黄或蔓荆子；头痛连及脑髓加辛夷等，均为同道众所周知的。最后再说一点，中医药学是朴素的唯物论，自发的辩证法，"辨证施治"，是这个宝库的精华，运用好这个辩证法则，非一朝一夕之事，《伤寒论》中把一个外感病，分为六个证候类型，即六经辨证，每经有主症，于各篇之首，作为辨证提纲，还提出兼证、变证，因为人是一个有机的整体，病情的发展因人而异，出现表里兼证，寒热错杂，此虚彼实之千变万化，应在主症的前提下，随症加减。至于辨证，"则应观其脉证，知犯何逆，随证治之"。对于头痛的辨治也应学习张仲景的思想，仔细辨证分类，合理选方议药。总之，要因人、因地、因时制宜，四诊合参，深入推敲，以期达到有的放矢。除分为外感内伤两大类，要辨清虚实，还要分清占位性病变（如脑病等），决不能一见头痛，千篇一律，用经验主义观点处治则是错误的，要全面细心，或不致有误。不对之处，务请同道批评、指正，不胜感谢！

男科效验良方

  依今之提法，撰写本题目。含古、今方、时、经方，均为数十年来我临床喜用、常用之方，只要辩证无误，不论同病异治，还是异病同治，效验非常。为省笔墨，不再一一举示验案，只是供挚爱中医者参考而已。

1. 秘元煎

处方：山药 30g　远志 10g　枣仁 15g　芡实 30g　白术 15g　茯苓 15g　人参 20g　五味子 10g

水煎服，10 剂。

功效：益肾固精、宁心。

主治：心肾双亏型精浊。症见尿道口时时流溢出来米泔样或糊状浊物，滴沥不断，日久不愈，茎中不痛不痒，常眩晕心悸，神疲乏力，腰膝酸软，舌淡嫩苔薄，脉细弱。

编歌：秘元薯志枣仁芡，参草苓术味金鉴。
　　　心肾亏虚精浊疾，辨证无误真效验。

2. 赞育丹

处方：熟地 30g　白术 20g　当归 15g　枸杞子 15g　炒杜仲 15g　仙茅 15g　仙灵脾 15g　巴戟天 10g　净萸肉 15g　肉苁蓉 15g　炒韭子 10g　蛇床子 10g　肉桂 3g（冲）

水煎服，日 1 剂。

功效：温肾壮阳。

主治：命门火衰之阳痿。症见阳事不举，精液清稀，头晕目眩，耳鸣，面色㿠白或晦暗，精神萎靡，畏寒肢冷，腰膝酸软，舌淡苔白，脉细弱。

编歌：赞育归地术枸杞，二仙巴戟仲山萸。
　　　韭蛇肉桂淡苁蓉，命门火衰阳痿起。

3. 宣志汤

处方：茯苓 15g　白术 15g　菖蒲 10g　人参 10g　生枣仁 15g　远志 10g　柴胡 10g　当归 12g　山药 20g　巴戟天 15g　甘草 6g

水煎服，日 1 剂。

功效：益肾宁心。

主治：恐惧伤肾之阳痿，阳痿不举或举而不坚，胆怯多欲，心悸易惊，面白少气，夜寐不宁，精神不振，舌淡苔薄白腻，脉弦弱。

编歌：宣志汤中用四君，菖志柴胡生枣仁。

　　　当归山药巴戟天，惊恐伤肾阳痿珍。

4. 柴胡疏肝散

处方：柴胡 12g　枳壳 10g　芍药 15g　香附 10g　川芎 10g　甘草 10g

水煎服，日 1 剂。

功效：舒肝解郁。

主治：抑郁伤肝之阳痿，症见阳痿，精神抑郁不悦，胸胁满闷，沉默不言，纳呆，或见紧张，焦急，疑虑，舌淡苔薄脉弦。

编歌：柴胡疏肝用香附，川芎白芍枳草取。

　　　抑郁伤肝致阳痿，方小药少效却殊。

5. 效验方

处方：炮山甲（研冲）6g　制鳖甲 10g　川军 10g　当归 15g　赤芍 10g　益智仁 10g　路路通 10g　甘草 6g

水煎服，日 1 剂。

功效：祛除败精，通窍疏筋。

主治：败精阻窍之阳强不倒。症见欲念时起，阳不倒，或交媾后仍持续勃起不痿，茎硬刺痒，少腹拘急，舌苔薄腻，脉细涩。

编歌：效验方中鳖山甲，归芍路智草黄辖。

　　　精败阻窍致阳强，灵活运用功效佳。

6. 吴萸内消散

处方：山茱萸 15g　吴茱萸 12g　马兰花 6g　青皮 6g　小茴香 10g　广木香 10g　山药 15g　肉桂 3g（冲）

水煎服，日 1 剂。

功效：温散厥阴寒邪。

主治：寒入厥阴之阴缩。症见阴茎、阴囊冷缩，或牵引少腹拘急疼痛面唇青紫，四肢冷，舌淡青晦，苔薄白润，脉沉弦。

编歌：吴萸内消山茱萸，肉桂木香共青皮。

茴香山药马兰花，寒入厥阴阴缩施。

7. 大回阳汤

处方：熟附子 10g　焦白术 15g　炮姜 10g　木香 6g

水煎服，日 1 剂。

功效：急救回阳，固脱温经。

主治：阴茎，阴囊冷缩，畏寒，四肢逆冷，面黑气喘，冷汗自出，甚至不省人事，舌色紫暗，苔白，脉沉细欲绝。

编歌：大回阳汤急回阳，固脱温经功效强。

焦术姜附广木香，少阴虚寒阴缩良。

8. 大承气汤加味

处方：大黄 20g　川朴 10g　枳实 15g　炒卜子 30g　芒硝 10g（烊化）

水煎服，日 1 剂。

功效：急下存阴，泄热通阳。

主治：阴缩，身热恶寒，四肢厥冷，面色青晦，烦躁不宁，扬手掷足，甚至神识昏聩，暴不知人，大便秘结，舌红苔黄燥，脉沉数而滑或沉伏。

编歌：大承气汤加卜子，阳明热盛阴缩施。

急下存阴泄热通，辨证确切功甚殊。

9. 八正散加味

处方：木通 6g　车前子 10g　萹蓄 15g　瞿麦 15g　滑石 30g　甘草梢 10g　大黄 10g　栀子 10g　金钱草 30g

水煎服，日 1 剂。

功效：清热引湿，通利小便。

主治：小便点滴不通，或量极少，而短赤灼热，小腹胀满急痛或不胀不痛，口苦黏腻，或口渴不欲饮，或大便不畅，舌淡红苔黄腻,脉滑数或沉数紧而滑。

编歌:八正木通与车前,萹蓄大黄滑石研。
　　　　草梢瞿麦金钱栀,湿热蕴结癃闭痊。

10. 代抵当丸

处方:大黄 15g　归尾 10g　生地 30g　山甲 10g　桃仁 15g　肉桂 6g(冲)　芒硝 10g(冲)

水煎服,日 1 剂。

功效:行瘀散结,通利水道。

主治:小便点滴而下,或尿如细线,或时通畅时阻塞,多见小腹胀满急痛,或不满不痛,舌紫暗,或有瘀斑瘀点,舌苔浊腻,脉弦涩。

编歌:代抵当丸硝大黄,归地山甲桃桂赏。
　　　　行瘀散结利水道,尿道阻塞癃闭良。

11. 沉香散

处方:沉香 6g(后下)　石韦 15g　滑石 30g　当归 12g　丹皮 10g　白芍 20g　冬葵子 15g　王不留行 10g　甘草 6g

水煎服,日 1 剂。

功效:行气散瘀,通利水道。

主治:小便不通,或通而不畅,情志抑郁,烦躁易怒,善太息,胁肋胀满,或小腹急满,舌淡苔薄白或薄黄、脉弦。

编歌:沉香石常滑归草,冬葵丹药不留讨,
　　　　行气散结通水道,肝气郁结癃闭疗。

12. 生地黄饮子方

处方:人参 10g　黄芪 30g　生地 20g　熟地 30g　金石斛 15g　天冬 15g　麦冬 15g　枳壳 10g　杷叶 10g　泽泻 10g　甘草 6g

水煎服,日 1 剂。

功效:养神增液,益元利水。

主治：小便点滴不畅或点滴全无。皮肤干瘪，唇焦口燥，毛发不荣，肌肉瘦削，眼眶凹陷，舌燥无津，苔少而干，脉细弱或沉微。

编歌：地黄饮子生熟地，参芪二冬金石斛。
　　　　枳草泽泻枇杷叶，津液亏损癃闭愈。

13. 补肾益精汤

处方：菟丝子20g　枸杞子15g　巴戟肉15g　锁阳15g　肉苁蓉15g　仙灵脾20g　党参20g　黄芪30g　山药20g　茯苓15g　女贞子15g　旱莲草15g　蒸首乌20g　生白芍15g　广郁金10g　粉丹皮10g　陈皮10g　鹿角胶（烊化）10g　龟板胶（烊化）10g

水煎服，日1剂。

功效：益肾填精，固涩精。

主治：婚后久不生育，阳痿，遗精，早泄，精虫少，活力低，精液少，头晕，神疲，腰腿酸痛，舌淡苔白，脉沉细无力。

编歌：补肾益精巴三子，锁淫薯苓苁参芪。
　　　　首乌芍丹旱莲草，龟鹿二胶郁陈皮。
　　　　益肾添精固涩精，男性精亏不育施。

单方、古今验方、奇效方、偏方精录

1. 胸膜炎效方

银柴胡18g　条黄芩15g　生牡蛎30g　瓜蒌皮10g　广郁金15g　鱼腥草30g　生薏苡仁20g

水煎服，日3次，连服5剂。

曾以该方治愈胸膜炎患者数十例。

编歌：胸膜发炎效方奇，黄芩牡蛎银柴胡。
　　　　郁苡蒌皮鱼腥草，疏肝清热又解毒。

2. 白茅根汤

该方系近代名医张锡纯所创，治阴虚不化阳，小便不利，或湿热壅滞，致小便不利，积成水肿。我曾用它治愈数例肾炎患者，虽经治数月或愈，小便化验总有蛋白，红细胞，白细胞及颗粒管型。经该疗法用药1~2个月，水肿退，化验正常。

用法：水煎服，掘取鲜者去净皮与节前小细根、切细、日服5~6次，夜服2~3次。

编歌：白茅根汤强，阴虚不化阳。

　　　　湿热壅滞者，溲少水肿尝。

3. 尿床方

该病临床常见，尤以儿童、少年为多，老年亦有之。曾用该方治愈数例患者。

鸡肠子洗净晾干锅内焙黄研细末，黄酒冲服。每次用黄酒50ml，鸡肠粉适量，日服3次，连服一周（量小者黄酒酌减）。

4. 严重失眠效验方

失眠中医称不寐，西医称神经衰弱。该方对用脑过度，肝火旺盛，过于兴奋，心神不宁的严重失眠、疗效著卓，治愈无算。

处方：淮小麦30g　石决明15g　夜交藤30g　合欢皮30g　珍珠粉30g　赤芍15g　黄芪15g　柏子仁30g　寸冬15g　沙参20g　炒枣仁15g　炙甘草6g

水煎服，日1剂。

5. 古传治半身不遂

验方：宣木瓜　净麻黄　川牛膝各15g。

制法：将上药用纱布包好，放入内脏挖空的鸡（男用母鸡，女用公鸡）腔内，置砂锅中，煮熟，吃肉喝汤不食药。最后把鸡骨头炒黄，研成细末，白酒冲服出汗，多吃几只，直至痊愈。服药期间忌食生冷酸辣食物。

6. 皮肤瘙痒妙方

该病临床多见，虽病不大，但患者痛苦甚重，且有的久治不愈。我常用该方随症加减治疗，效果非常满意。

处方：荆芥 10g　防风 10g　双花 10g　丹皮 15g　赤芍 15g　桑叶 10g　连翘 15g　苦参 15g　黄柏 6g　地肤子 20g　蝉衣 10g　白蒺藜 10g　白藓皮 15g

水煎服，日 3 次，连服 9 剂为一疗程。

7. 通乳验方

治产后乳汁不下，效验非常。

炙黄芪 30g　太子参 20g　全当归 15g　王不留行 10g　炮山甲（研细冲）6g　通草 6g　黄精 20g　漏芦 9g

水煎服，日 1 剂，分二次服。

8. 滴虫性阴道炎偏方

该病妇科常见，证多为阴道分泌物增多，呈灰黄色泡沫状，有鱼腥臭味，外阴及阴道内瘙痒难忍。我曾用该偏方治疗数十例，多获良效。

处方及使用方法：鲜桃树叶 160g，苦参 90g，将该二味放入砂锅或瓦罐内，加生凉水 500～700ml，煎煮半小时，去掉药渣，倒入浴盆内趁热坐浴，先熏后洗，可用纱布蘸药汁尽量送至阴道内，早、晚各坐浴一次，连用一周，即可获愈。

9. 小儿流涎方

①焦白术 15g　炒薏苡仁 15g　益智仁 10g　研细调匀，每服 1.5～2g 开水冲服，1～3 日一换。

②吴茱萸 9g　胆南星 3g　研磨调匀用陈醋调敷足心涌泉穴，胶布固定，1～3 日一换。

③天南星 30 研末醋调睡前敷涌泉穴（男左女右），每次 12 小时，敷 3～5 次见效。

④肉桂 10g　研末醋调敷于涌泉穴，次晨取下，连敷 3～5 次。

10. 两地白芍汤

方药：熟地 12g　生地 15g　白芍 15g　丹皮 10g　木通 6g　车前子（包）10g　谷精草 10g　枸杞子 12g　泽泻 10g　怀山药 15g　金石斛 10g

水煎服，早晚各 1 次，日 1 剂。

功效：养阴补血，祛湿明目。

主治：中心性视网膜炎。

编歌：两地白芍通丹皮，车谷薯泽斛枸杞。
　　　养补祛湿兼明目，中心视膜炎症除。

11. 防风止痒汤

方药：荆芥 10g　防风 10g　木贼 10g　菊花 10g　蝉衣 10g　苦参 15g　地肤子 15g　双花 12g　甘草 6g

水煎二次，二次服，日 1 剂。

功效：疏风止痒，清热解毒。

主治：春季结膜炎（红眼病），症见眼奇痒不止，眵泪俱多，结膜中度充血，微痛畏光，发热，恶风寒，头痛，鼻塞流黄稠涕，舌质红，苔薄脉浮数。

编歌：疏风止痒荆防风，蝉菊木贼苦参统。
　　　双花地肤甘草并，红眼病者服有功。

12. 薄荷连翘汤

方药：双花 15g　连翘 15g　绿豆衣 10g　薄荷 6g　牛蒡子 20g　鲜竹叶 10g　知母 15g　生地黄 15g

水煎服，日 1 剂。

功效：疏风清热，解毒消肿。

主治：牙齿作痛，咀嚼时痛甚，牙龈红肿或溢脓，口渴，苔黄，脉浮数，或口渴、口臭，大便秘结，小便黄，舌质红，脉数。

编歌：薄荷连翘汤，知竹生地黄。
　　　金蒡绿豆衣，风火牙痛尝。

13. 加减通窍汤

处方：苍耳子 15g　白芷 12g　辛夷 10g　薄荷 6g　麻黄 10g　防风 10g　川羌 10g　藁本 10g　细辛 6g　川芎 10g　升麻 10g　葛根 12g　川椒 3g　甘草 6g

水煎服，日 1 剂。

功效：辛温解毒，通窍。

主治：鼻塞流清涕，声重，多见于冬季，恶寒重，发热轻，头痛，无汗，或汗出不多，口不渴，舌淡苔薄白，脉浮或浮紧。

编歌：加减通窍苍耳散，麻防藁羌细辛全。
　　　升麻芎葛川椒草，寒急鼻炎功效显。

刍议六腑以通为用

所谓六腑者，胆、胃、大肠、小肠、膀胱、三焦是也。其功能为受纳和腐熟水谷，传化和排泄糟粕。六腑的生理功能特点是"泻而不藏""动而不静""实而不能满""以通为用"；其病理特点是"不通则痛"，主要症状表现为腹痛、腹胀、痞满、便秘、呕吐、小便不利等。因此，治疗六腑疾患，以"通"为其主要大法，从而达到"通则不痛""痛随利减"的治疗目的，以恢复六腑的正常生理功能。

六腑以通为用的观点，促进了近半个世纪以来中西医结合的发展，在治疗阑尾炎、胆囊炎、肠梗阻等急腹症的研究中，"通里攻下"疗法改变了传统西医对急腹症的治疗观念。急腹症主要是腹腔中空腔脏器六腑的疾病，以急腹症为共同特征。传统的西医治疗急腹症严谨应用泻剂，认为它会促进肠道运动，引起炎症扩散、脓肿破裂、肠壁穿孔、增加出血等。然而根据中医对六腑生理功能的认识，采用"通"为治疗急腹症的基本法则，就会使急腹症中的腹胀、痞满、便秘等腑气不通的现象解除，收到"痛随利减"的效果。

近代研究和实践证明，治疗急腹症重视通里攻下，会促进肠道蠕动。肠道运动的加强，既可减轻与肠道相通的其他管腔系统的梗阻现象，促进腹腔炎症的吸收，同时肠道的收缩和舒张能调节肠壁血液供应，加速血液循环；胃肠道的通畅对保证机体的营养供应和药物的充分吸收创造了有利条件。此外，增加肠道运动还可减少并发症的发生。通里攻下的主药是大黄、其苦寒泻降，功能通便泻热，消炎利胆，破积导滞，行瘀止血，为荡涤阳明实热积滞，泻血分湿热之良药。近代研究证实，它能治疗数十种疾患。治疗肠胃湿热蕴结、便秘不通，若再配伍咸苦大寒，功能润燥软坚的芒硝，其功效大增。正符合《内经》中"热淫于内，治以咸寒"之旨。

通里攻下法在急腹症中广泛应用，反映了医学家们对脏腑功能活动对立统一规律的了解，也反映了对内因的重视。这种一动一静的对立统一所取得的疗效，也反映了唯物辩证法在医学上运用所取得的成果。但另外也应注意到在充分重视通里攻下法治疗急腹症的意义时，也要注意到久用攻下易伤正气，甚至导致水、电解质平衡紊乱，此应尽力避免。

数十年的临症实践，使我深刻认识到六腑的病变很多，六腑不通发病机理也很复杂，通里攻下仅为解决急腹症及其他六腑病变中"腑实症"这一重要问题而设。针对六腑不通其他不同机理，治疗方法还甚多，正如前人所云："通之之法各有不同，调气以和血，通也；上逆者使之下行，中结者使之旁达，虚者助之使通，寒者温之使通，无非通之之法。若必以下泄为通，则妄矣"。因此，我在临症治疗六腑病变，总是结合辩证，三因制宜，审因论治，分别采用理气开郁、活血化瘀、清热解毒、疏利肝胆、温胃散寒、渗湿利尿、消食导滞、杀虫驱虫等法，并与通里攻下（寒下、温下、润下）配合，完全恢复六腑的通降下行功能，往往收到非常满意的疗效。

1. 张××，男，55岁，里八田乡堽镇村，1984年7月20日初诊。

病史：患者于1980年曾因右下腹痛，诊为"阑尾炎"经保守治疗而好转。以后曾反复三次发作，均以保守治疗而愈。近七八天来，右下腹持续性跳痛伴发烧而来中医院治疗。经胸透为有上肺结核。收入住院，体温未降，且持续上升，体温波动在37.6～38.6℃之间，右下腹麦氏点部位可触及一7×6厘米之包块，压痛及跳痛均阳性，查血沉为42毫米/小时，因考虑①阑尾脓肿？②回盲部结核？暂定保守治疗。待病情变化时即行手术。故7月21日我予会诊。

患者述，至今仍下腹跳痛，压之加剧，精神差，恶心未吐，大便秘，小便黄，触之腹软，有压痛，身热烦躁，舌红苔黄，脉弦数，体温38.9℃。

辨证：湿热蕴肠，气滞血瘀。

治则：清热利湿，理气活血，佐以导滞。

方药：金匮大黄牡丹皮　汤加减：

藿香15g　苏梗10g　柴胡10g　丹皮15g　枳壳10g　白术10g　木香10g　白芍15g　川楝子10g　青皮10g　地丁15g　桃仁10g　冬瓜子15g　红花6g　酒川军6g　双花15g

水煎服，3剂。

7月24日二诊：服药三天，症状未减，头晕发热加重，大便稀而黑，右下腹痛，包块同前，舌脉同前，体温40.2℃。我认为证候不解是湿热壅滞未及清除，脏腑未通，药力未到，尚须坚持，拟上方加生石膏30g以清热，佩兰15g以解表化湿。水煎服3剂。

7月27日三诊：患者昨日失气甚多，排气之后右下腹痛大减，包块已小，触摸不清，体温渐降，恶心止，精神好，食欲增，唯时咳嗽，日便二次软色黄，小便清，苔转薄白，脉弦稍数，体温降至37.2℃，仍以前方加清肺之品继服。

生地15g　黄芩10g　橘红15g　法半夏10g　枳壳15g　木香10g　杏仁10g　川练子10g　酒川军6g　丹皮15g　青皮10g　双花15g　地丁15g

水煎服，3剂。

7月30日四诊：服药3剂，已不发烧，右下腹痛消失，肿块亦消，精神佳，食欲好，二便调，体温复常，苔薄白，脉沉弦，嘱其当日出院，带药三剂，以求调养巩固。

按：本例右下腹跳痛，且有包块伴发烧，西医诊断先考虑"阑尾炎"，其次，因患者有结核史，血沉块，"回盲部结核"不能排除。因未作下消化道造影故未能确诊。我根据其症状，舌苔，脉象四诊合参，且正值暑湿邪盛季节，加之饮食不节，饱食奔走，寒湿失调，胃肠运化失司，滞塞不通，湿热之邪蕴结兰门，瘀积成疾。症见发烧，便秘，右少腹积块形成，苔黄厚腻，脉弦滑数，痛者必有气滞。痛而拒按，固定不移，且有积块乃瘀血之象。因症来骤急，热势甚高、便秘尚在一般清热利湿，理气活血的同时，加之攻下方可得解。但服三剂后症不减，反而加重，说明一是清利攻下之不足，二是气血湿邪壅滞之肿块，非旦夕可除，尚待药力透达，方可消解，故仍坚持"六腑以通为用，通则不痛，脓未成可下"的原则，以前方加味服用，而收到药后失气频多，热退痛止，肿块消除之效。

2. 刘××，女，58岁，博兴县乔庄公社王家村，1970年9月15日初诊。

诊视：患者右少腹剧痛难忍已两天，逐渐加重，心烦恶心欲吐，胃肠不适，不欲饮食，大便燥结，右腿不能伸。县医院诊为"阑尾脓肿"，保守疗法无效，嘱手术治疗。患者惧怕手术而来我院求予治疗。就诊时痛苦病容，面色青黄，呻吟不止，舌质红无苔，舌心如镜面，脉来弦滑数。

检查：体温 38.5℃，阑尾点周围皮肤发热，且肿突出如鸡蛋大，按之压痛明显及反跳痛，化验白细胞总数 20.6×10^9/L。

西医诊断："阑尾脓肿"。

中医辨证：肠痈。

病因病机：湿热积毒蕴结肠中，致传导不利、气滞壅塞。

治则：清热解毒化滞，急下存阴。

方药：酒大黄 10g　粉丹皮 10g　败酱草 15g　金银花 30g　青连翘 30g　炒枳实 10g　煨木香 6g　元明粉 6g

水煎服 1 剂。

二诊（9 月 16 日）

服药一剂腹痛减轻，药后解大便三次，均不成形，胃脘得舒，饮食稍增。舌淡红略有白苔，脉同前，体温 37.5℃，白细胞总数 20.1×10^9/L，效不更法，守前方加减：

酒大黄 10g　粉丹皮 10g　桃仁泥 10g　败酱草 15g　金银花 30g　净连翘 30g　生薏苡仁 20g　蒲公英 20g　炒枳实 6g　川厚朴 10g　煨木香 6g　生甘草 10g

水煎服，1 剂。

三诊（9 月 17 日）

进前方一剂腹痛大减，精神转佳，下肢挛痛止，解下粪便如白黏痰不状脓性物，舌苔薄白，脉弦滑，体温 36.5℃，白细胞总数 17.2×10^9/L。守上方去木香加赤芍。水煎服，1 剂。

四诊（9 月 18 日）

药后腹痛已不显，精神饮食如常，大便色黄稍溏，舌苔薄白，脉弦滑，白细胞总数 11.3×10^9/L。依上方去枳实加黄连 3g，服 2 剂。

五诊（9 月 20 日）

服药 2 剂，腹已不痛，阑尾点压痛，反跳痛均消失，局部无异常，大便已成形。

随访情况：10月6日来门诊复查，腹痛未作，一切情况良好。

按：本例初诊右少腹发热而肿，剧痛难忍，腹部拒按，大便燥结，舌质红，无苔如镜面。脉证合参，系肠胃积热，气血壅滞，邪热瘀毒欲伤其阴，是为大热不止壅毒化脓阶段。若再延误，势必脓成肠腐而破溃。故急遵古法大黄牡丹皮汤急下以存阴，再进泻热排脓通滞之剂，药后大便排出痰状脓性物，热退病缓，加减五剂痊愈。

五、张锡纯《医学衷中参西录》方歌

前　　言

张锡纯（1860—1933），字寿甫，河北盐山人，系清末民初中西医汇通派的重要代表人物之一。

张氏生于一个"累世业儒"的书香之家。他自幼聪颖，稍长入塾，读诗经史百家，能过目不忘。年弱冠补博士、子员，于《易经》颇有研究。然因多次参加乡试不中，遂弃业举，专心习医。精研《本草》《内经》《难经》及仲景之书，寝馈有年，悬壶于世。其临证善化栽古方，能独出新意，虽危殆之证，亦能化险为夷。"民国"七年（1918 年），在沈阳设"立达医院"，他任院长，该院实为历史上第一家中医医院。任职期间，他曾多次治愈日本医生诊断为"不治之症"的重病，使西医界感到震惊。民国 16 年（1927 年），又被委任为直鲁联军军医处处长，此职一向任西医，张氏以中医身份出任，也属开先例之举。

张氏晚年卜居天津，开设中西医诊所。应诊之余，课徒、种菊、吟诗以自娱，并整理自己的医疗经验，着手编著《衷中参西录》一书。民国 22 年春（1933 年），应全国各地问业之请，又开设国医函授学校。他亲自制订教学计划，并常常亲笔回答学员问业之函。因劳累过度，于是年病逝。享年 73 岁。

《医学衷中参西录》，是张氏经过深思熟虑的成功之作。一至三期共八卷为方论，以方为目，随方附论，论及 35 种病症，录载生平验方 180 余首，其中多数为自拟方，因经过临证检验而具有较高的实用价值，故这三期实为张氏毕生经验之精华所在。

张锡纯的巨大贡献主要为中医临床方面。他对许多病症的治疗进行了认真探索，他创制的诸如升陷汤、理冲汤、镇肝熄风汤、消乳汤、活络效灵丹等著名方剂，确有良效。本人近三十年来，喜用张氏之方，尝到了许多甜头，故虽不敏，为了继承发扬和振兴中医，特将张氏所创方剂，拙编成诀，供中医界同道玩味，利热爱方药者背诵。但因水平有限，谬误难免，谨俟贤仁教正。

李明忠
甲戌·仲冬于忠信斋

（一）治阴虚劳热方

1. 资生汤

组成：生山药 30g　玄参 15g　于术 9g　生鸡内金 6g（捣碎）　牛蒡子 9g（炒捣）

热甚者加生地黄 15g。

用法：水煎服。

主治：治劳瘵羸弱已甚，饮食减少，喘促咳嗽，身热脉虚数者，亦治女子血枯不月。

方歌：

资生汤用术元参，山药牛子鸡内金。

劳瘵羸弱饮食少，身热喘咳脉虚遵。

热甚再加生地黄，亦治血枯不月因。

2. 十全育真汤

组成：野台参 12g　生黄芪 12g　生山药 12g　知母 12g　玄参 12g　生龙骨 12g（捣细）　生牡蛎 12g（捣细）　丹参 6g　三棱 4.5g　莪术 4.5g

用法：水煎服。

主治：治虚劳，脉弦、数、细、微、肌肤甲错，形体羸弱，饮食不壮筋力，或自汗，或咳逆，或喘促，或寒热不时，或多梦纷纭，或精气不固。

方歌：

十全育真虚热方，三参知芪山药银。

龙牡生用共莪棱，随症加减效彰彰。

3. 醴泉饮

组成：生山药 30g　大生地 15g　人参 12g　玄参 12g　生赭石 12g（轧细）　牛蒡子 9g（炒捣）　天冬 12g　甘草 6g

用法：水煎服。

主治：治虚劳发热，或喘或嗽，脉数而弱。

方歌：

醴泉二参草赭石，天冬生地薯牛子。

虚劳发热喘或嗽，脉虚而弱服之宜。

4. 一味薯蓣饮

组成：生怀山药 120g（切片）

用法：煮汁两大碗，以之当茶，徐徐温饮之。

主治：治劳瘵发热，或喘或嗽，或自汗，或心中怔忡，或因小便不利，致大便滑泻及一切阴分亏损之证。

方歌：

一味薯蓣饮，诚为无上品。

一切阴分亏，频服效如神。

5. 参麦汤

组成：人参 9g　干麦冬 12g（带心）　生山药 18g　清半夏 6g　牛蒡子 9g（炒捣）　苏子 6g（炒捣）　生杭芍 9g　甘草 4.5g

用法：水煎服。

主治：治阴分亏损已久，浸至肺虚有疾，咳嗽劳喘，或兼肺有结核者。

方歌：

参麦汤中芍夏草，山药牛苏二子炒。

阴亏已久浸至肺，或兼结核服之好。

6. 珠玉二宝粥

组成：生山药 60g　生薏米 60g　柿霜饼 24g

用法：上三味，先将山药、薏米捣成粗渣，煮至烂熟，再将柿霜饼切碎，调入融化，随意服之。

主治：治脾肺阴分亏损，饮食懒进，虚热劳嗽，并治一切阴虚之证。

方歌：

珠玉二宝粥，药苡柿霜收。

脾肺阴亏损，一切阴虚纠。

7. 沃雪汤

组成：生山药 45g　牛蒡子 12g（炒捣）　柿霜饼 18g（冲服）

用法：水煎服。

主治：治脾肺阴分亏损、饮食懒进、虚热劳嗽，并治一切阴虚之证，更兼肾不纳气作喘者。

方歌：

沃雪汤用柿霜饼，山药牛子三药成。

治同珠玉二宝粥，肾不纳气作喘灵。

8. 水晶桃

组成：核桃仁 500g　柿霜饼 500g

用法：先将核桃仁饭甑内蒸熟，再与柿霜饼同装入瓷器内蒸之，融化为一，晾冷随意服之。

主治：治肺肾两虚，或咳嗽，或喘逆，或腰膝酸疼，或四肢无力，以治孺子尤佳。

方歌：

水晶肺肾两虚宜，腰膝酸疼或咳逆。

核桃柿霜各一斤，瓷瓶蒸融随意服。

9. 既济汤

组成：大熟地 30g　萸肉 30g（去净核）　生山药 18g　生龙骨 18g（捣细）　生牡蛎 18g（捣细）　茯苓 9g　生杭芍 9g　乌附子 9g

用法：水煎服。

主治：治大病后阴阳不相维系。阳欲上脱，或喘逆，或自汗，或目睛上窜，或心中摇摇如悬旌；阴欲下脱，或失精，或小便不禁，或大便滑泻，一切阴阳两虚、上热下凉之证。

方歌：

既济汤用地芍萸，薯苓龙牡乌附子。

一切阴阳两虚证，欲脱危证急煎服。

10. 来复汤

组成：萸肉 60g（去净核）　生龙骨 30g（捣细）　生牡蛎 30g（捣细）　生杭芍 18g　野台参 12g　甘草 6g（蜜炙）

用法：水煎服。

主治：治寒温外感诸症，大病瘥后不能自复，寒热往来，虚汗淋漓，或但热不寒，汗出而热解，须臾又热又汗，目睛上窜，势危欲脱，或喘逆，或怔忡，或气虚不足以息，诸证若见一端，即宜急服。

方歌：

来复汤治有数条，萸肉龙牡生杭芍。

甘草蜜炙野台参，诸证见一服之好。

11. 镇摄汤

组成：野台参 15g　生赭石 15g（轧细）　生芡实 15g　生山药 15g　萸肉 15g 去净核　清半夏 6g　茯苓 6g

用法：水煎服。

主治：治胸膈满闷、其脉大而弦，按之似有力，非真有力，此脾胃真气外泄、冲脉逆气上干之证。

方歌：

镇摄汤用参赭石，薯苓夏芡生欠实。

胸膈满闷脉弦大，脾胃气虚服之宜。

（二）治阳虚方

敦复汤

组成：野台参12g　乌附子9g　生山药15g　补骨脂12g（炒捣）　核桃仁9g　萸肉12g（去净核）　茯苓4.5g　生鸡内金4.5g（捣细）

用法：水煎服。

主治：治下焦元气虚惫，相火衰微，致肾弱不能作强，脾弱不能健运，或腰膝酸疼，或黎明泄泻，一切虚寒诸证。

方歌：

敦复参附药核桃，骨脂内金萸苓晓。

下元虚惫相火衰，一切虚寒此方讨。

（三）治大气下陷方

1. 升陷汤

组成：生箭芪18g　知母9g　柴胡4.5g　桔梗4.5g　升麻3g

用法：水煎服。

主治：治胸中大气下陷，气短不足以息。或努力呼吸，有似乎喘。或气息将停，危在顷刻。其兼证，或寒热往来，或咽干作渴，或满闷怔忡，或神昏健忘，种种病状，诚难悉数。其脉象沉迟微弱，关前尤甚。其剧者，或六脉不全，或参伍不调。

方歌：

升陷汤用生黄芪，升麻柴胡桔知母。

气分虚极参萸加，大气下陷诸症除。

2. 回阳升陷汤

组成：生黄芪24g　干姜18g　当归身12g　桂枝尖9g　甘草3g

用法：水煎服。

主治：治心肺气虚，六气又下陷者，其人心冷、背紧、恶寒，常觉短气。

方歌：

回阳升陷汤，归芪草桂姜。

心肺两虚极，阳虚气陷戕。

心冷又背紧，恶寒短气康。

3. 理郁升陷汤

组成：生黄芪18g　知母9g　当归身9g　桂枝尖4.5g　柴胡4.5g　乳香9g（不去油）　没药9g（不去油）

胁下撑胀，或兼疼者，加龙骨、牡蛎各15g；少腹下坠者，加升麻3g。

用法：水煎服。

主治：治胸中大气下陷，又兼气分郁结，经络恶瘀者。

方歌：

理郁升陷归知芪，桂尖乳没共柴胡。

胸中气陷兼郁结，胸胀兼疼龙牡取。

4. 醒脾升陷汤

组成：生黄芪12g　白术12g　桑寄生9g　川续断9g　萸肉12g　去净核　龙骨12g（煅捣）　牡蛎12g（煅捣）　川萆薢6g　甘草6g（蜜炙）

用法：水煎服。

主治：治脾气虚极下陷，小便失禁。

方歌：

醒脾升陷术芪续，萸肉寄草薢龙牡。

脾气虚极而下陷，小便不禁此方治。

（四）治喘息方

1. 参赭镇气汤

组成：野台参 12g　生赭石 18g（轧细）　生芡实 15g　生山药 15g　萸肉 18g（去净核）　生龙骨 18g（捣细）　生牡蛎 18g（捣细）　生杭芍 12g　苏子 6g（炒捣）

用法：水煎服。

主治：治阴阳两虚，喘逆迫促，有将脱之势，亦治肾虚不摄、冲气上干，致胃气不降作满闷。

方歌：

参赭镇气龙牡芍，萸肉苏药芡实合。

阴阳两虚喘逆促，肾气不纳满闷疴。

2. 薯蓣纳气汤

组成：生山药 30g　大熟地 15g　萸肉 15g（去净核）　柿霜饼 12g（冲服）　生杭芍 12g　牛蒡子 6g（炒捣）　苏子 6g（炒捣）　甘草 6g（蜜炙）　生龙骨 15g（捣细）

用法：水煎服。

主治：治阴虚不纳气作喘逆。

方歌：

薯蓣纳气大熟地，萸肉杭芍牛苏聚。

龙骨甘草柿霜饼，阴虚不纳作喘愈。

3. 滋培汤

组成：生山药 30g　于术 9g 炒　广陈皮 6g　牛蒡子 6g（炒捣）　生杭芍 9g　玄参 9g　生赭石 9g（轧细）　炙甘草 6g

用法：水煎服。

主治：治虚劳喘逆，饮食减少，或兼喘嗽，并治一切阴虚羸弱诸证。

方歌：

滋培汤用山药陈，术蒡杭芍赭石临。

虚劳喘逆饮食少，一切阴虚羸弱寻。

（五）治痰饮方

1. 理饮汤

组成：于术12g　干姜15g　桂枝尖6g　炙甘草6g　茯苓片6g　生杭芍6g　橘红4.5g　川厚朴4.5g

用法：水煎服。

主治：治因心肺阳虚，致脾湿不升，胃郁不降，饮食不能运化精微，变为饮邪。停于胃口为满闷，溢于膈上为短气，渍满肺窍为喘促，滞腻咽喉为咳吐黏涎。甚或阴霾布满上焦，心肺之阳不能畅舒，转郁而作热。或阴气逼阳外出为身热，迫阳气上浮为耳聋。

方歌：

理饮汤用芍橘红，术朴桂姜炙草苓。

心肺阳虚成饮邪，脉象弦迟细弱明。

胃口满闷兼短气，咳吐痰涎喘促形。

2. 理痰汤

组成：生芡实30g　清半夏12g　黑芝麻9g（炒捣）　生杭芍6g　陈皮6g　茯苓片6g　柏子仁6g（炒捣）

用法：水煎服。

主治：治痰涎郁塞胸膈，满闷短气。或渍于肺中为喘促咳逆，停于心下为惊悸不寐，滞于胃口为胀满哕呃，溢于经络为肢体麻木或偏枯。留于关节，着于筋骨，为俯仰不利，牵引作痛。随逆气肝火上升，为眩晕不能坐立。

方歌：

理痰汤用芍柏仁，苓夏芝麻芡实陈。

痰涎所致诸多病，舍标治本效如神。

3. 龙蚝理痰汤

组成：清半夏 12g　生龙骨 18g（捣细）　生牡蛎 18g（捣细）　生赭石 9g（轧细）　朴硝 6g　黑芝麻 9g（炒捣）　柏子仁 9g（炒捣）　生杭芍 9g　陈皮 6g　云苓 6g

用法：水煎服。

主治：治因思虑成痰，因痰生热，神志不宁。

方歌：

龙蚝理痰硝牡龙，陈柏芝赭芍夏苓。

思虑生痰痰生热，神志不宁此方平。

4. 健脾化痰丸

组成：生白术 60g　生鸡内金 60g（去净瓦石糟粕）

用法：上药二味各自轧细过罗，各自用慢火焙熟，炼蜜为丸梧桐子大。每服三钱，开水送下。

主治：脾胃虚弱，不能运化饮食，以致生痰。

方歌：

健脾化痰丸，内金术蜜团。

脾胃虚不运，生痰服此痊。

5. 期颐饼

组成：生芡实 180g　生鸡内金 90g　白面 250g　白砂糖不拘多少

用法：先将芡实用水淘去浮皮，晒干轧细，过罗。再将鸡内金轧细，过罗，置盆内浸以滚水，半日许。再入芡实、白糖、白面，用所浸原水和作极薄小饼，烙成焦黄色，随意食之。

主治：治老人气虚，不能行痰，致痰气郁结，胸次满闷，胁下作疼。凡气虚痰盛之人，服之皆效，兼治疝气。

方歌：

期颐饼中百面详，芡实内金白砂糖。

气虚痰盛堪当服，兼治疝气功亦强。

（六）治肺病方

1. 黄芪膏

组成：生箭芪12g　生石膏12g（捣细）　净蜂蜜30g　粉甘草6g　生怀山药9g（细末）　鲜茅根12g

用法：上药六味，先将黄芪、石膏、茅根煎十余沸去渣，澄取清汁二杯，调入甘草、山药末同煎，煎时以箸搅之，勿令二末沉锅底，一沸其膏即成。再调之蜂蜜，令微似沸，分三次温服下，一日服完。

主治：治肺有痨病，薄受风寒即喘嗽，冬时益甚者。

方歌：

黄芪膏用茅石膏，山药蜂蜜与粉草。

肺痨薄受风寒喘，冬时益甚此方保。

2. 清金益气汤

组成：生黄芪6g　生地黄15g　知母9g　粉甘草9g　玄参9g　沙参9g　川贝母6g（去心）　牛蒡子9g（炒捣）

用法：水煎服。

主治：治羸少气，劳热咳嗽，肺痿失音，频吐痰涎，一切肺金虚损之病。

方歌：

清金益气草地芪，元沙牛蒡知贝母。

一切肺金虚损病，劳嗽少气肺痿取。

3. 清金解毒汤

组成：生明乳香9g　生明没药9g　粉甘草9g　生黄芪9g　玄参9g　沙参9g　牛蒡子9g（炒捣）　贝母9g　知母9g　三七

6g

捣细药汁送服。

将成肺痈者去黄芪，加金银花9g。

用法：水煎服。

主治：治肺脏损烂，或将成肺痈，或咳嗽吐脓血者，又兼治肺结核。

方歌：

清金解毒知贝芪，元沙三牛草没乳。

肺脏损烂将成痈，咳吐脓血功效殊。

本方兼治肺结核，成痈加银去黄芪。

4. 安肺宁嗽丸

组成：嫩桑叶30g　儿茶30g　蓬砂30g　苏子30g（炒捣）粉甘草30g

用法：上药五味为细末，蜜做丸9g重，早晚各服一丸，开水送下。

主治：治肺郁痰火及肺虚热作嗽，兼治肺结核。

方歌：

安肺宁嗽嫩桑叶，儿茶蓬砂苏草客。

肺郁痰火虚热嗽，肺有橘核兼能到。

5. 清凉华盖饮

组成：甘草18g　生明没药12g（不去油）　丹参12g　知母12g

病剧者加三七6g捣细送服。脉虚者，酌加人参、天冬各数克。

用法：水煎服。

主治：治肺中腐烂，浸或肺痈，时吐脓血，胸中隐隐作痛，或牵连胁下亦疼者。

方歌：

清凉华盖饮，草没丹知临。

肺腐浸成痈，胸中疼隐隐。

病剧加三七，肺虚冬参寻。

（七）治吐衄方

1. 寒降汤

组成：生赭石 18g（轧细）　清半夏 9g　蒌仁 12g（炒捣）　生杭芍 12g　竹茹 9g　牛蒡子 9g（炒捣）　粉甘草 4.5g

用法：水煎服。

主治：治吐血、衄血，脉洪滑而长，或上入鱼际，此因热而胃气不降也，以寒凉重坠之药，降其胃气则血止矣。

方歌：

寒降汤用芍夏茹，蒌仁赭石草牛子。

吐衄脉见洪滑长，胃气因热不降宜。

2. 温降汤

组成：白术 9g　清半夏 9g　生山药 18g　干姜 9g　生赭石 18g（轧细）　生杭芍 6g　川厚朴 4.5g　生姜 6g

用法：水煎服。

主治：治吐衄脉虚濡而迟，饮食停滞胃口，不能消化，此因凉而胃气不降也，以温补开通之药，降其胃气，则血止矣。

方歌：

温降汤用术夏朴，药芍二姜生赭石。

饮食停滞不能消，吐衄脉虚濡而迟。

3. 清降汤

组成：生山药 30g　清半夏 9g　净萸肉 15g　生赭石 18g（轧细）　牛蒡子 6g（炒捣）　生杭芍 12g　甘草 4.5g

用法：水煎服。

主治：治因吐衄不止，致阴分亏损，不能潜阳而作热，不能纳气而作喘。甚或冲气因虚上干，为呕逆，为眩晕。心血因虚甚不能内荣，为怔忡，为惊悸不寐。或咳逆，或自汗诸虚证峰起之候。

方歌：

清降汤用草夏芍，萸肉山药牛子赭。

吐衄不止阴分亏，虚证峰起此方啜（音 chuò）。

4. 保元寒降汤

组成：生山药 30g　野台参 15g　生赭石 24g（轧细）　知母 18g　大生地 18g　生杭芍 12g　牛蒡子 12g（炒捣）　三七 6g（细轧药汁送服）

用法：水煎服。

主治：治吐血过多，气分虚甚，喘促咳逆，血脱而气亦将脱。其脉上盛下虚，上焦兼烦热者。

方歌：

保元寒降参地三，赭石牛子知芍山。

吐衄过甚气分虚，气血将脱此方参。

5. 保元清降汤

组成：野台参 15g　生赭石 24g（轧细）　生芡实 18g　生山药 18g　生杭芍 18g　牛蒡子 6g（炒捣）　甘草 4.5g

用法：水煎服。

主治：治吐衄证，其人下元虚损，中气虚惫，冲气胃气因虚上逆，其脉弦而硬急，转似有力者。

方歌：

保元清降参牛草，芍芡药赭生用好。

冲胃虚逆致吐衄，脉象弦硬似实保。

6. 秘红丹

组成：川大黄 3g（细末）　油肉桂 3g（细末）　生赭石 18g（细末）

用法：上药三味，将大黄、肉桂末和匀，用赭石末煎汤送下。

主治：治肝郁多怒，胃郁气逆，致吐血、衄血及吐衄之证，屡服他药不效者，无论因凉因热，服之皆有捷效。

方歌：

秘红丹用川绵纹，肉桂赭石三药寻。

肝怒胃逆致吐衄，无论寒热效如神。

7. 二鲜饮

组成：鲜茅根120g（切碎）　鲜藕120g（切片）

用法：煮汁常常饮之。

主治：治虚劳证，痰中带血。

方歌：

见下文"三鲜饮"。

8. 三鲜饮

组成：鲜茅根120g　鲜藕120g　鲜小蓟根60g

用法：水煎服。

主治：虚劳证，痰中带血兼有虚热者。

方歌：

二鲜饮茅藕，虚劳痰血投。

三鲜再加蓟，兼有虚热求。

9. 化血丹

组成：花蕊石9g（煅存性）　三七6g　血余3g（煅存性）

用法：共研细，分两次，温开水送服。

主治：治咳血，兼治吐衄，理瘀血及二便下血。

方歌：

化血丹血余，三七花蕊石。

咳血兼吐衄，二便下血除。

10. 补络补管汤

组成：生龙骨30g（捣细）　生牡蛎30g（捣细）　萸肉30g去净核

三七6g研细药汁送服。

用法：用水煎服。

主治：治咳血吐血，久不愈者。

方歌：

补络补管汤最奇，萸肉龙牡三七取。

咳血吐血久不愈，本方更可加赭石。

11. 化瘀理膈丹

组成：三七6g（捣细）　鸦胆子40粒（去皮）

用法：上药二味，开水送服，日两次。

主治：治力小任重，努力太过，以致血瘀膈上，常觉短气。

方歌：

化瘀理膈丹，三七胆子专。

血瘀膈上疾，此方功效擅。

（八）治心病方

1. 定心汤

组成：龙眼肉30g　酸枣仁15g（炒捣）　萸肉15g（去净核）　柏子仁12g（炒捣）　生龙骨12g（捣细）　生牡蛎12g（捣细）　生明乳香3g　生明没药3g

用法：水煎服。

主治：心虚怔忡。

方歌：

心虚怔忡定心汤，元萸二肉枣柏当。

乳没龙牡皆生用，因热酌加生地康。

2. 安魂汤

组成：龙眼肉18g　酸枣仁12g（炒捣）　生龙骨15g（捣末）　生牡蛎15g（捣末）　清半夏9g　茯苓片9g　生赭石12g（轧细）

用法：水煎服。

主治：治心中气血虚损，兼心下停有痰饮，致惊悸不眠。

方歌：

安魂汤用龙牡苓，元肉赭夏枣仁同。

心中气血虚损疾，兼有痰饮不眠惊。

（九）治癫狂方

1. 荡痰汤

组成：生赭石60g 大黄30g 朴硝18g 清半夏9g 郁金9g

用法：水煎服。

主治：治癫狂失心，脉滑实者。

方歌：

见下方。

2. 荡痰加甘遂汤

组成：生赭石60g（轧细） 大黄30g 朴硝18g 清半夏9g 郁金9g 甘遂末6g

用法：他药煎好，甘遂末调药汤中服。

主治：癫狂失心，顽痰凝结之甚者。

方歌：

荡痰汤用赭石君，硝黄清夏共郁金。

癫狂失心脉滑实，顽痰再加甘遂宾。

3. 调气养神汤

组成：龙眼肉24g 柏子仁15g 生龙骨15g（捣碎） 生牡蛎15g（捣碎） 远志6g 生地黄18g 天门冬12g 甘松6g 生麦芽9g 菖蒲6g 甘草4.5g 镜面朱砂1g（研细用头次煎药汤两次送服）

用法：磨取铁锈浓水煎药服。

主治：治其人思虑过度，伤其神明。

方歌：

调气养神远牡龙，元肉冬地菖麦从。

柏仁松草镜面砂，思虑过度伤神明。

（十）治痫风方

1. 加味磁朱丸

组成：磁石60g（能吸铁者，研极细水水飞出，切忌火煅）　赭石60g　清半夏60g　朱砂30g

用法：上药各制为细末，再加酒曲半斤，轧细过罗，可得细曲四两。炒熟二两，与生者二两，共和药为丸，桐子大。铁锈水煎汤送服二钱，日再服。

主治：治痫风。

方歌：

加味磁朱丸，赭石半夏连。

酒曲共成剂，痫风服之痊。

2. 通变黑锡丹

组成：铅灰60g（研细）　硫化铅30g（研细）　麦曲4.5g（炒熟）

用法：上三味，水和为丸，桐子大。每服五六丸，多至十丸，用净芒硝1.5g水冲送服。

主治：治痫风。

方歌：

通变黑锡丹，铅灰硫化铅。

麦曲水和丸，痫风效力擅。

3. 一味铁养汤

组成：铁锈若干克

用法：长锈生铁，和水磨取其锈，磨至水皆红色，煎汤服之。

主治：治痫风，及肝胆之火暴动，或胁疼，或头痛目眩，或气逆喘吐，上焦烦热，及一切上盛下虚之证皆可。

方歌：

一味铁养痫风救，生铁磨水取其锈。

磨至水皆成红色，煎汤服之功可奏。

（十一）治小儿风证方

1. 定风丹

组成：生明乳香 9g　生明没药 9g　朱砂 3g　全蜈蚣（大者一条）　全蝎 3g

用法：共为细末，每小儿哺乳时，用药 0.3g 许，置其口中，乳汁送下，一日约服药五次。

主治：治初生小儿绵风，其状逐日抽掣，绵绵不已，亦不甚剧。

方歌：

定风汤中生乳没，朱砂蜈蚣与全蝎。

小儿绵风逐日抽，绵绵不已不剧切。

2. 镇风汤

组成：钩藤钩 9g　羚羊角 3g（另炖兑服）　龙胆草 6g　青黛 6g　清半夏 6g　生赭石 6g（轧细）　茯神 6g　僵蚕 6g　薄荷叶 3g　朱砂 6g（研细送服）

用法：磨浓生铁锈水煎药。

主治：治小儿急惊风。其风卒然而得，四肢搐弱，身挺颈痉，神昏面热，或目睛上窜，或痰涎上壅，或牙关紧闭，或热汗淋漓。

方歌：

镇风汤治小儿惊，羚羊胆星与钩藤。

赭石黛夏茯神蚕，朱砂薄叶铁锈成。

(十二) 治内外中风方

1. 搜风汤

组成：防风 18g 真辽人参 12g（另炖同服，或用野台参七钱代之，高丽参不宜用） 清半夏 9g 生石膏 24g 僵蚕 6g 柿霜饼 15g（冲服） 麝香 0.3g（药汁送服）

用法：水煎服。

主治：治中风。

方歌：

搜风汤麝香，参膏防柿霜。
僵蚕清半夏，体虚中风商。

2. 逐风汤

组成：生箭芪 18g 当归 12g 羌活 6g 独活 6g 全蝎 4g 全蜈蚣大者两条

用法：水煎服。

主治：治中风抽掣及破伤后受风抽掣者。

方歌：

逐风汤中蚣全虫，生芪当归羌独行。
中风抽掣服之效，伤后抽风亦甚灵。

3. 加味黄芪五物汤

组成：生黄芪 30g 于术 15g 当归 15g 桂枝尖 9g 秦艽 9g 广陈皮 9g 生杭芍 15g 生姜五片

用法：水煎服。

主治：治历节风证，周身关节皆疼，或但四肢作疼，足不能行走，手不能持物。

方歌：

加味黄芪五物汤，陈术归芍桂艽姜。
历节风症身节疼，热知寒附痰夏当。

4. 加味玉屏风散

组成：生箭芪30g　白术24g　当归18g　桂枝尖4.5g　防风4.5g　黄蜡9g　生白矾3g

用法：水煎服。

主治：治破伤后预防中风，或已中风而瘛疭，或因伤后房事不戒致中风。

方歌：

加味玉屏芪术归，黄蜡白矾桂防推。

破伤予防中风剂，已中瘛疭此方追。

5. 镇肝熄风汤

组成：怀牛膝30g　生赭石30g（轧细）　生龙骨15g（捣碎）　生牡蛎15g（捣碎）　生龟板15g（捣碎）　生杭芍15g　玄参15g　天冬15g　川楝子6g（捣碎）　生麦芽6g　茵陈6g　甘草4.5g

用法：水煎服。

主治：治内中风证，其脉弦长有力，或上盛下虚，头目时常眩晕，或脑中时常作疼发热，或目胀耳鸣，或心中烦热，或时常噫气，或肢体渐觉不利，或口眼渐形歪斜，或面色如醉，甚或眩晕，至于颠仆，昏不知人，移时始醒，或醒时不能复原，精神短少，或肢体痿废，或成偏枯。

方歌：

镇肝熄风芍天冬，牛膝麦芽赭石同。

玄楝龟茵龙牡草，肝风内动有奇功。

心中热甚加石膏，痰多可再加南星。

尺脉重按若为虚，熟地萸肉入方中。

大便不实龟赭去，赤石脂入效力精。

临床灵活化裁用，斟酌实情来变通。

6. 加味补血汤

组成：生箭芪30g　当归15g　龙眼肉15g　真鹿角胶9g（另炖同服）　丹参9g　明没药9g　明乳香9g　甘松6g

用法：水煎服。

主治：治身形软弱，肢体渐觉不遂，或头重目眩，或神昏健忘，或觉脑际紧缩作疼。甚或昏仆移时苏醒致成偏枯，或全身痿废，脉象迟弱，内中风证之偏虚寒者，此即西人所谓脑贫血病者。

方歌：

加味补血松元肉，鹿角丹参乳没奏。
内风之证偏虚寒，脑贫血者服之瘳。
服之觉热粉冬加，发闷内金当再凑。
不效再送麝或冰，甚则马钱方中叩。

（十三）治肢体痿废方

1. 振颓汤

组成：生黄芪18g　知母12g　野台参9g　于术9g　当归9g　生明乳香9g　生明没药9g　威灵仙4.5g　干姜6g　牛膝12g

用法：水煎服。

主治：治痿废。

方歌：

振颓乳没参知母，灵仙归术膝姜芪。
寒去知母加附子，热者石膏加之宜。
筋骨受风天麻加，脉象弦硬龙牡施。
骨痿续断菟丝加，手足皆痿桂尖取。

2. 振颓丸

组成：人参60g　于术60g炒　当归30g　马钱子30g　法制乳香30g　没药30g　全蜈蚣大者五条（不用炙）　穿山甲30g（蛤粉炒）

用法：共轧细过罗，炼蜜为丸如桐子大。每服6g，无灰温酒送下，日再服。

主治：痿废之剧者，可兼服此丸，或单服此丸亦可。并治偏枯，麻木诸证。

方歌：

振颓丸中参术当，马钱蚣没甲乳香。

炼蜜为丸治痿废，偏枯麻木诸疾康。

3. 姜胶膏

组成：鲜姜自然汁500g　明亮水胶120g

用法：上二味同熬成稀膏，摊于布上，贴患处，旬日一换。

主治：治肢体受凉疼痛，或有凝寒阻遏血脉，麻木不仁。

方歌：

姜胶膏治肢受寒，疼痛麻木贴之痊。

（十四）治膈食方

参赭培气汤

组成：潞党参18g　天门冬12g　生赭石24g（轧细）　清半夏9g　淡苁蓉12g　知母15g　当归身9g　柿霜饼15g

服药后含化徐徐咽之。

用法：水煎服。

主治：治膈食。

方歌：

参赭培气汤，天冬知母当。

苁夏柿霜饼，膈食功效彰。

（十五）治呕吐方

1. 镇逆汤

组成：生赭石18g（轧细）　青黛6g　清半夏9g　生杭芍

12g　龙胆草9g　吴茱萸3g　生姜6g　野台参6g

用法：水煎服。

主治：治呕吐，因胃气上逆，胆火上冲者。

方歌：

镇逆汤用黛夏萸，参芍胆草姜赭石。

胃气上逆胆火冲，所致呕吐此方施。

2. 薯蓣半夏粥

组成：生山药30g（轧细）　清半夏30g

用法：上二味先将半夏用微温之水淘洗数次，不使分毫有矾味。用做饭小锅煎取清汤约两杯半，去渣调入山药细末，再煎两三沸，其粥即成，和白砂糖食之。

主治：治胃气上逆，冲气上冲，以致呕吐不止，闻药气则呕吐益甚，诸药皆不能下咽者。

方歌：

薯蓣半夏粥方奇，胃冲二气上冲逆。

呕吐不止闻药甚，诸药不能下咽取。

（十六）治霍乱方

1. 急救回生丹

组成：朱砂4.5g　冰片1g　薄荷冰0.6g　粉甘草3g（细末）

用法：上药四味共研细，分作三次服，开水送下，约半点钟服一次。

主治：治霍乱吐泻转筋，诸般痧证暴病，头目眩晕，咽喉肿疼，赤痢腹疼，急性淋证。

方歌：

急救回生丹，薄冰朱冰甘。

霍乱转筋病，诸般痧症蠲。

2. 卫生防疫宝丹

组成：粉甘草 300g（细末）　细辛 4.5g（细末）　香白芷 30g（细末）　薄荷冰 12g（细末）　冰片 6g（细末）　朱砂 90g（细末）

用法：先将前五味药和匀，用水为丸如桐子大，晾干。再用朱砂为衣，勿令余剩。装以布袋，杂以琉珠，来往撞荡，务令光滑坚实。

主治：治霍乱吐泻转筋，下痢腹痛，及一切痧症。平素口含化腹，能防一切病疫传染。

方歌：

卫生防疫宝丹，回生细辛芷添。

霍乱吐转腹疼，一切痧症皆堪。

3. 急救回阳汤

组成：潞党参 24g　生山药 30g　生杭药 15g　山萸肉 24g（去净核）　炙甘草 9g　赭石 12g（研细）　朱砂 15g（研细）

用法：先用童便半盅炖热，送下朱砂，继服汤药。

主治：治霍乱吐泻已极，精神昏昏，气息奄奄，至危之候。

方歌：

急救回阳童便朱，参芍药萸草赭居。

霍乱吐泻已极者，神昏气息奄奄知。

（十七）治泄泻方

1. 益脾饼

组成：白术 120g　干姜 90g　鸡内金 60g　熟枣肉 250g

用法：上药四味，白术、鸡内金皆用生者，每味各自轧细焙熟。再将干姜轧细，共和枣肉，同捣如泥，作小饼。木炭火上炙干，空心时，当点心，细嚼之。

主治：治脾胃湿寒，饮食减少，长作泄泻，完谷不化。

方歌：

益脾饼中白术行，内金干姜枣肉成。

脾胃寒湿饮食少，完谷不化长泻从。

2. 扶中汤

组成：白术 30g（炒）　生山药 30g　龙眼肉 30g

小便不利者加椒目 9g（炒捣）

用法：水煎服。

主治：治泄泻久不止，气血俱虚，身体羸弱，将成劳瘵之候。

方歌：

扶中用元肉，于术山药凑。

泄泻久不止，气血俱虚受。

小便若不利，再加椒目奏。

3. 薯蓣粥

组成：生怀山药 500g（轧细过罗）

用法：上药一味，每服用药 20～30g 和凉水调入锅内，置炉上两三沸成粥服之。

主治：治阴虚劳热，或喘、或嗽、或大便滑泻、小便不利，一切羸弱虚损之证。

方歌：

见下篇。

4. 薯蓣鸡子黄粥

组成：生怀山药 500g　熟鸡子黄 3 枚

用法：前方热粥，置入鸡子黄。

主治：治泄泻日久，而肠滑不固者。

方歌：

薯蓣汤即怀山药，阴虚劳热便滑泻。

泻久肠滑而不固，鸡子黄入病即灭。

5. 薯蓣苤苢汤

组成：生山药 30g（轧细）　坐车前子 12g

用法：上二味，同煮作稠粥服之，一日连服三次，小便自利，大便自固。

主治：治阴虚肾燥，大便滑泻，兼治虚劳有痰作嗽。

方歌：

薯蓣苤苢汤，山药车前当。

阴虚肾燥痰，大便滑泻康。

6. 加味天水散

组成：生山药 30g　滑石 18g　粉甘草 9g

用法：水煎服。

主治：治暑日泄泻不止，肌肤烧热，心中燥渴，小便不利，或兼喘促。

方歌：

加味天水散，山药滑草研。

暑日泻不止，小便不利喘。

7. 加味四神丸

组成：补骨脂 180g（酒炒）　吴茱萸 90g（盐炒）　五味子 120g（炒）　肉豆蔻 120g（面裹煨）　花椒 30g（微焙）　生硫黄 18g　大枣（81 枚）　生姜 180g（切片）

用法：煮姜十余沸，入枣同煮，至烂熟去姜，余药为细末，枣肉为丸，桐子大。

主治：黎明腹疼泄泻。

方歌：

加味四神丸，硫椒姜枣添。

黎明即泄泻，腹痛病可痊。

(十八) 治痢方

1. 化滞汤

组成：生杭芍 30g　　当归 15g　　山楂 18g　　莱菔子 15g 炒捣　　甘草 6g　　生姜 6g

若身形壮实者，可加大黄，朴硝各 9g 下之。

用法：水煎服。

主治：治下痢赤白，腹疼，里急后重初起者。

方歌：

化滞汤用楂芍归，卜子甘草生姜推。

下痢初起里急重，体壮硝黄可入堆。

2. 燮理汤

组成：生山药 24g　　金银花 15g　　生杭芍 18g　　牛蒡子 6g（炒捣）　　甘草 6g　　黄连 4.5g　　肉桂 4.5g（去粗皮将药煎至数十沸再入）

单赤痢加生地榆 6g　　单白痢加生姜 6g　　血痢加鸭蛋子 20 粒（去皮），药汁送服。

用法：水煎服。

主治：治下痢服化滞汤方未痊愈者。若下痢已数日，亦可迳服此汤。又治噤口痢。

方歌：

下痢已久燮理汤，芍草连蒡双花当。

甘草肉桂共加入，噤口之痢亦能戕。

血痢再加鸭蛋子，单赤榆入白生姜。

3. 解毒生化丹

组成：金银花 30g　　生杭芍 18g　　粉甘草 9g　　三七 6g（捣细）　　鸭蛋子（60 粒去皮拣成实者）

用法：上药五味，先将三七、鸭蛋子，用白沙糖化水送服。次将余药煎汤服。

主治：治痢久郁热生毒，肠中腐烂，时时切痛，后重，所下多似烂炙，且有腐败之臭。

方歌：

解毒生化丹，双芍三鸭甘。

痢久热生毒，肠中腐烂蠲。

4. 天水涤肠汤

组成：生山药30g　滑石30g　生杭芍18g　潞党参9g　白头翁9g　粉甘草6g

用法：水煎服。

主治：治久痢不愈，肠中浸至腐烂，时时切痛。身体因病久羸弱者。

方歌：

天水涤肠滑头翁，山药杭芍参草增。

痢久不愈肠腐烂，身体羸弱此方统。

5. 通变白头翁汤

组成：生山药30g　白头翁12g　秦皮9g　生地榆9g　生杭芍9g　甘草6g　旱三七9g（轧细）　鸭蛋子60粒（去皮拣成实者）

用法：上药共八味，先将三七、鸭蛋子，用白蔗糖水送服一半，再将余药煎汤服。其相去之时间，宜至点半钟。所余一半，至煎汤药渣时，仍如此服法。

主治：治热痢下重腹疼，及患痢之人，从前曾有鸦片之嗜好者。

方歌：

通变白头翁汤好，山药秦榆杭芍草。

再入三七鸭蛋子，热痢下重腹疼保。

6. 三宝粥

组成：生山药 30g（轧细）　　三七 6g（轧细）　　鸭蛋子 50 粒（去皮）

用法：上药三味，先用水四盅，调和山药末煮作粥，即用其粥送服三七末、鸭蛋子。

主治：治痢久，浓血腥臭，肠中欲腐，兼下焦虚惫，气虚滑脱者。

方歌：

三宝粥用鸭蛋子，山药三七三药取。

痢久肠腐脓腥臭，下焦虚惫滑脱宜。

7. 通变白虎加人参汤

组成：生石膏 60g（捣细）　　生杭芍 24g　　生山药 18g　　人参 15g　　甘草 6g

用法：上五味，用水四盅，煎服清汤两盅，分二次温饮之。

主治：治下痢，或赤、或白、或赤白参半，下重腹疼，周身发热，服凉药而热不休，脉象确有实热者。

方歌：

通变白虎加参汤，山药石膏草芍方。

下痢赤白坠腹痛，脉象确有实热当。

（十九）治燥结方

1. 硝菔通结汤

组成：净朴硝 120g　　鲜莱菔 2500g

用法：莱菔切片，同朴硝和水煮之。初煮，用莱菔片一斤，水五斤，煮至莱菔烂熟捞出。就其余汤，再入莱菔一斤。如此煮五次得浓汁一大碗，顿服之。

主治：治大便燥结久不通，身体兼羸弱者。

方歌：
硝菔通结汤，寿甫创制方。
大便久不通，身体羸弱康。

2. 赭遂攻结汤

组成：生赭石60g（轧细）　朴硝15g　干姜6g　甘遂4.5g（轧细药汁送服）

用法：水煎服。

主治：治宿食结于肠间，不能下行，大便多日不通。其证或因饮食过度，或因恣食生冷，或因寒水凝结，或因呕吐即久，胃气冲气，皆上逆不下降。

方歌：
赭遂攻结硝干姜，宿食结于肠间戕。
大便多日不得通，此方服下可通畅。
葱白米醋热熨脐，功效相同亦良方。

3. 通结用葱白熨法

组成：大葱白2000g（切丝，干米醋多备待用）

用法：葱白丝和醋炒至极热，分作两包，乘热熨脐上。

主治：治宿食结于肠间，不能下行，大便多日不能。

方歌：
见前方。

（二十）治消渴方

1. 玉液汤

组成：生山药30g　生黄芪15g　知母18g　生鸡内金6g（捣细）　葛根1.5g　五味子9g　天花粉9g

用法：水煎服。

主治：治消渴。消渴，即西医所谓糖尿病，忌食甜物。

方歌：
玉液汤用天花粉，山药黄芪知母寻。
葛根内金五味子，消渴服之效如神。

2. 滋胰饮

组成：生箭芪 15g　大生地 30g　生怀山药 30g　净萸肉 15g　生猪胰子 9g 切碎。

用法：上五味，将前四味煎汤，送服猪胰子一半，至煎渣时，再送服余一半。

主治：治消渴。

方歌：
滋胰汤中生黄芪，萸肉山药地猪胰。
将前四味煎成汤，送服猪胰消渴除。

（二十一）治癃闭方

1. 宣阳汤

组成：野台参 12g　威灵仙 4.5g　寸麦冬 18g（带心）　地肤子 3g

用法：水煎服。

主治：阳分虚损，气弱不能宣通，致小便不利。

方歌：
宣阳汤用地肤子，台参寸冬灵仙施。
阳气虚弱不宣通，小便不利效颇奇。

2. 济阴汤

组成：怀熟地 30g　生龟板 15g（捣）　生杭芍 15g　地肤子 3g

用法：水煎服。

主治：治阴分虚损，血亏不能濡润，致小便不利。

方歌：

济阴汤用怀熟地，龟板杭芍地肤俱。

阴虚血亏不濡润，小便不利服之愈。

3. 白茅根汤

组成：白茅根500g（掘取鲜者去净皮与节间小根细切）

用法：水煎服，日服五六次，夜服两三次。

主治：治阴虚不能化阳，小便不利，或有湿热壅滞，以致小便不利，积成水肿。

方歌：

白茅根汤强，阴虚不化阳。

湿热壅滞者，溲少水肿尝。

4. 温通汤

组成：椒目24g（炒捣）　小茴香6g（炒捣）　威灵仙9g

用法：水煎服。

主治：治下焦受寒，小便不通。

方歌：

温通汤用小茴香，椒目灵仙组成方。

下焦受寒溲不通，甚者再加桂附姜。

5. 加味苓桂术甘汤

组成：于术9g　桂枝6g　茯苓片6g　甘草3g　干姜9g　乌附子6g　人参9g　威灵仙4.5g

用法：水煎服。

主治：治水肿，小便不利，其脉沉迟无力，自觉寒凉者。

方歌：

加味苓桂术甘汤，灵仙参附与干姜。

小便不利水肿证，脉象沉迟无力当。

6. 寒通汤

组成：滑石30g　生杭芍30g　知母24g　黄柏24g

用法：水煎服。

主治：治下焦蕴蓄实热，膀胱肿胀，溺管闭塞，小便滴沥不通。

方歌：

寒通汤中用滑石，杭芍黄柏与知母。

下焦蕴热膀胱肿，溺管闭塞便闭除。

7. 升麻黄芪汤

组成：生黄芪 15g　　当归 12g　　升麻 6g　　柴胡 6g

用法：水煎服。

主治：治小便滴沥不通。偶因呕吐咳逆，或侧卧欠伸，可通少许，此转胞也。

方歌：

升麻黄芪汤，当归柴胡琅。

小便滴不通，转胞成疾康。

8. 鸡胵汤

组成：生鸡内金 12g（去净瓦石糟粕捣碎）　　于术 9g　　生杭芍 12g　　柴胡 6g　　广陈皮 6g　　生姜 9g

用法：水煎服。

主治：治气郁成臌胀，兼治脾胃虚而且郁，饮食不能运化。

方歌：

鸡胵汤用术陈皮，内金生姜兼柴胡。

气郁臌胀效颇佳，脾胃虚弱并可施。

9. 鸡胵茅根汤

组成：生鸡内金 15g（去净瓦石糟粕轧细）　　生于术（分量用时斟酌）　　鲜茅根 60g（锉细）

用法：先将茅根煎汤数茶盅。先用一盅半，加生姜五片，煎鸡内金末，至半盅时，再添茅根汤一盅，七八沸后澄取清汤服之。

主治：治水臌气臌并病，兼治单腹胀，及单水臌胀，单气臌胀。

方歌：

鸡胵茅根汤，白术与生姜。

水臌气臌并，服之效彰彰。

（二十二）治淋浊方

1. 理血汤

组成：生山药30g　生龙骨18g（捣细）　生牡蛎18g（捣细）　海螵蛸12g（捣细）　茜草6g　生杭芍9g　白头翁9g　真阿胶9g

溺血者，加龙胆草9g，大便下血者，去阿胶，加龙眼肉15g。

用法：水煎服。

主治：治血淋及溺血，大便下血，证由于热者。

方歌：

理血龙牡芍海蛸，山药茜翁真阿胶。

血淋以及尿便血，证因热者服之消。

溺血当加龙胆草，便血去胶圆肉招。

2. 膏淋汤

组成：生山药30g　生芡实18g　生龙骨18g（捣细）　生牡蛎18g（捣细）　大生地18g（切片）　潞党参9g　生杭芍9g

用法：水煎服。

主治：治膏淋。

方歌：

膏淋汤用药生地，参芍芡实共龙牡。

小便混浊兼黏稠，溺时淋涩作疼愈。

3. 气淋汤

组成：生黄芪15g　知母12g　生杭芍9g　柴胡6g　生明乳香3g　生明没药3g

用法：水煎服。

主治：治气淋。

方歌：

气淋汤用生黄芪，杭芍乳没柴知母。

少腹常常下坠疼，小便频数淋涩除。

4. 劳淋汤

组成：生山药 30g　生芡实 9g　知母 9g　真阿胶 9g　生杭芍 9g

用法：水煎服。

主治：劳淋。

方歌：

劳淋汤治劳淋强，知芡山药胶芍详。

5. 砂淋丸

组成：黄色生鸡内金 30g　生黄芪 24g　知母 24g　生杭芍 18g　蓬砂 18g　朴硝 15g　硝石 15g

用法：共轧细，炼蜜为丸，桐子大，食前开水送服 9g，日两次。

主治：治砂淋，亦名石淋。

方歌：

砂淋朴硝硝石芍，内金蓬砂知芪酌。

6. 寒淋汤

组成：生山药 30g　小茴香 6g（炒捣）　当归 9g　生杭芍 6g　椒目 6g（炒捣）

用法：水煎服。

主治：治寒淋。

方歌：

寒淋山药当归明，椒目茴香杭芍同。

煮饮热汤坐暖处，时常欲便后抽疼。

7. 秘真丹

组成：五倍子 30g（去净虫粪）　粉甘草 24g

用法：上二味共轧细，每服3g，竹叶煎汤送下，日再服。

主治：治诸淋证已愈，因淋久气化不固，遗精白浊者。

方歌：

秘真粉草五倍子，共细竹叶煎汤服。

淋证已愈气不固，遗精白浊此方施。

8. 毒淋汤

组成：金银花18g　海金沙9g　石韦6g　牛蒡子6g（炒捣）甘草梢6g　生杭芍9g　三七6g（捣细）　鸭蛋子30粒（去皮）

用法：上药八味，先将三七末、鸭蛋子仁用开水送服，再服余药所煎之汤。

主治：治花柳毒淋，疼痛异常，或兼白浊，或兼溺血。

方歌：

毒淋韦芍牛双花，草梢三鸭海金砂。

花柳毒淋疼异常，或兼白浊溺血瘥。

9. 清毒二仙丹

组成：丈菊子30g（捣碎）　鸭蛋子40粒（去皮）

用法：上药二味，将丈菊子煎汤一盅，遂服鸭蛋子仁。

主治：治花柳毒淋，无论初起，日久，凡有热者，服之皆效。

方歌：

见下篇。

10. 鲜小蓟根汤

组成：鲜小蓟根30g（洗净锉细）

用法：水煎三四沸，取清汤一大茶盅饮之，日宜如此饮三次。

主治：治花柳毒淋，兼血淋者。

方歌：

消毒二仙葵胆子，花柳毒淋有热服。

若兼血淋用何方，鲜小蓟根煎汤服。

11. 澄化汤

组成：生山药 30g　生龙骨 18g（捣细）　牡蛎 18g（捣细）　牛蒡子 9g（炒捣）　生杭芍 12g　粉甘草 4.5g　生车前子 9g（布包）

用法：水煎服。

主治：治小便频数，遗精白浊，或兼疼涩，其脉弦数无力，或咳嗽，或自汗，或阴虚作热。

方歌：

澄化山药草车前，龙牡牛子杭芍添。

小便频数遗精浊，或兼疼涩诸虚痊。

12. 清肾汤

组成：知母 12g　黄柏 12g　生龙骨 12g（捣细）　生牡蛎 9g（炒捣）　海螵蛸 9g（捣细）　茜草 6g　生杭芍 12g　生山药 12g　泽泻 4.5g

用法：水煎服。

主治：治小便频数疼涩，遗精白浊，脉洪滑有力，确系实热者。

方歌：

清肾龙牡知柏茜，海蛸芍泽山药建。

溲频疼涩遗精浊，脉洪有力实热善。

13. 舒和汤

组成：桂枝尖 12g　生黄芪 9g　续断 9g　桑寄生 9g　知母 9g

服此汤数剂后病未痊愈者，去桂枝，加龙骨，牡蛎各 18g。

用法：水煎服。

主治：治小便遗精白浊，因受风寒者，其脉弦而长，左脉尤甚。

方歌：

舒和汤用生黄芪，桂枝寄生断知母。

遗精白浊受风寒，其脉弦长左甚宜。

（二十三）治伤寒方

1. 麻黄知母汤

组成：麻黄 12g　桂枝尖 6g　甘草 3g　杏仁 6g（去皮炒）　知母 9g

用法：先煮麻黄五六沸，去上沫，纳诸药煮取一茶盅。温服复被，取微似汗，不须辍粥，余如桂枝法将息。

主治：治伤寒无汗。

方歌：

麻黄汤中加知母，伤寒无汗服之宜。

2. 加味桂枝代粥汤

组成：桂枝尖 9g　生杭芍 9g　甘草 4.5g　生姜 9g　大枣 3 枚（掰开）　生黄芪 9g　知母 9g　防风 6g

用法：煎取一茶盅，温服复被，令一时许，遍身挚挚微似有汗者佳。

主治：治伤寒有汗。

方歌：

加味桂枝代粥汤，防风黄芪知母方。

伤寒有汗服此佳，禁忌切记效彰彰。

3. 从龙汤

组成：龙骨 30g（不用煅捣）　牡蛎 30g（不用煅捣）　生杭芍 15g　清半夏 12g　苏子 12g（炒捣）　牛蒡子 12g（炒捣）

热者，酌加生石膏数至 30g。

用法：水煎服。

主治：治外感痰喘，服小青龙汤，病未痊愈，或愈而复发者，继服此汤。

方歌：

从龙汤继小青龙，龙牡夏芍苏蒡禀。

服小未愈用之效，或愈复发用亦灵。

4. 馏水石膏饮

组成：生石膏60g（轧细）　甘草9g　麻黄6g

用法：上药三味用蒸汽水煎两三沸，取清汤一大碗，分六次温服下。

主治：治胸中先有蕴热，又受外感，胸中烦闷异常，喘息迫促，其脉浮洪有力，按之未实，舌苔白而未黄者。

方歌：

溜水石膏饮，石膏草麻寻。

胸热又外感，烦闷异常珍。

5. 通变大柴胡汤

组成：柴胡9g　薄荷9g　知母12g　大黄12g

用法：水煎服。

主治：治伤寒温病，表证未罢，大便已实者。

方歌：

通变大柴胡汤佳，薄荷知母大黄辖。

伤寒温病表未罢，大便已实功效拿。

6. 加味越婢加半夏汤

组成：麻黄6g　石膏9g（煅捣）　生山药15g　寸麦冬12g（带心）　清半夏9g　牛蒡子9g（炒捣）　玄参9g　甘草4.5g　大枣（3枚擘开）　生姜3片

用法：水煎服。

主治：治素患劳嗽，因外感袭肺，而劳嗽益甚，或兼喘逆，痰涎壅滞者。

方歌：

加味越婢加夏汤，麻黄姜枣药草银。

元参寸冬牛蒡子，素喘外感喘甚哉。

（二十四）治温病方

1. 清解汤

组成：薄荷草 12g　蝉蜕 9g（去足土）　生石膏 18g（捣细）　甘草 4.5g

用法：水煎服。

主治：治温病初得，头痛，周身骨节酸疼，肌肤壮热，背微恶寒无汗，脉浮滑者。

方歌：

清解薄荷膏蝉草，温病初得头痛保。

骨节酸疼肌壮热，脉象浮滑医须晓。

重用石膏名凉解，表里俱热效力好。

2. 凉解汤

组成：薄荷叶 9g　蝉蜕 6g（去足土）　生石膏 30g（捣细）　甘草 4.5g

用法：水煎服。

主治：治温病，表里俱觉发热，脉洪而兼浮者。

方歌：

凉解汤方治温病，表里俱热脉浮洪。

薄荷蝉衣生石膏，国老调协疗效正。

3. 寒解汤

组成：生石膏 30g（捣细）　知母 24g　连翘 4.5g　蝉蜕 4.5g（去足土）

用法：水煎服。

主治：治周身壮热，心中热而且渴，舌上苔白欲黄，其脉洪滑。或头犹觉疼，周身犹有拘束之意者。

方歌：

寒解石膏知蝉翘，头痛周身拘束叫。

周身壮热心热渴，其脉洪滑此方靠。

4. 石膏阿司匹林汤

组成：生石膏60g（轧细）　阿司匹林0.5g

用法：水煎石膏冲服阿司匹林。

方歌：

略

5. 和解汤

组成：连翘15g　蝉蜕6g（去足土）　生石膏18g（捣细）生杭芍15g　甘草3g

用法：水煎服。

主治：治温病表里俱热，时有汗出，舌苔白，脉浮滑者。

方歌：

和解连翘蝉蜕开，杭芍石膏甘草栽。

表里俱热时汗出，脉象浮滑舌白苔。

6. 宣解汤

组成：滑石30g　甘草6g　连翘9g　蝉蜕9g（去足土）生杭芍12g

用法：水煎服。

主治：治感冒久在太阳，致热蓄膀胱，小便赤涩。或因小便秘，而大便滑泻。兼治湿温初得，憎寒壮热，舌苔灰色滑腻者。

方歌：

见下篇。

7. 滋阴宣解汤

组成：滑石30g　甘草9g　连翘9g　蝉蜕9g（去足土）生杭芍12g　生山药30g

用法：水煎服。

主治：治温病，太阳未解，渐入阳明。其入胃阴素亏，阳明府证未实，已燥渴多饮，饮水过多，不能运化，遂成滑泻，而燥渴益甚。或喘，或自汗，或小便涩。湿疹中多有类此证者，尤属危险之候，用此汤亦宜。

方歌：
宣解汤中滑草取，杭芍连翘蝉蜕施。
感冒久在太阳经，热蓄膀胱便涩赤。
再加山药治温病，滋阴宣解汤名宜。

8. 滋阴清燥汤

组成：滑石30g　甘草9g　生杭芍12g　生山药30g

用法：水煎服。

主治：治温病，太阳未解，渐入阳明。

方歌：
滋阴清燥汤，滑草杭芍当。
再入生山药，救人效彰彰。

9. 滋阴固下汤

组成：生山药45g　怀熟地45g　野台参24g　滑石15g　生杭芍15g　甘草6g　酸石榴1个（连皮捣烂）

用法：上药七味，用水五盅，先煎酸石榴十余沸，去渣再入诸药，煎汤两盅，分二次温饮下。

主治：治前证服药后，外感之火已消，而渴与泻仍未痊愈。或因服开破之药伤其气分，致滑泻不止。其人或兼喘逆，或兼咳嗽，或自汗，或心中怔忡者，皆宜急服此汤。

方歌：
滋阴固下酸石榴，参地芍滑药草求。
开破之药伤气分，滑泻不止此方投。

10. 犹龙汤

组成：连翘 30g　生石膏 18g（捣细）　蝉蜕 6g（去足土）牛蒡子 6g（炒捣）

用法：水煎服。

主治：治胸中素蕴实热，又受外感。内热为外感所束，不能发泄。时觉烦躁，或喘或胸胁疼，其脉洪滑而长者。

方歌：

犹龙蝉翘牛石膏，胸蕴实热外感晓。

内热被束不发泄，脉象洪滑而长讨。

（二十五）治伤寒温病同用方

1. 仙露汤

组成：生石膏 90g（捣细）　玄参 30g　连翘 9g　粳米 15g

用法：上四味，用水五盅，煎至米熟其汤即成。约可得清汁三盅。

主治：治寒温阳明证，表里俱热，心中热，嗜凉水，而不至燥渴，脉象洪滑，而不至甚实，舌苔白厚，或白而微黄，或有时背微恶者。

方歌：

仙露汤粳米，元翘石膏取。

寒温阳明证，表里俱热取。

2. 石膏粳米汤

组成：生石膏 60g（轧细）　生粳米 75g

用法：上二味，用水三大碗，煎至米烂熟，约可得清汁两大碗。剩热尽量饮之。

主治：治温病初得，其脉浮而有力，身体壮热。并治一切感冒初得，身不恶寒而心中发热者。

方歌：

石膏粳米汤，温病初得方。

脉浮而有力，身体壮热戕。

一切外感初，不寒心热康。

热入阳明腑，可代白虎汤。

3. 镇逆白虎汤

组成：生石膏 90g（捣细）　知母 45g　清半夏 24g　竹茹粉 18g

用法：用水五盅，煎汁三盅。

主治：治伤寒，温病邪传胃腑，燥渴身热，白虎证俱。其人胃气上逆，心下满闷者。

方歌：

镇逆白虎汤，膏知茹夏当。

寒温邪传胃，燥渴身热张。

胃气上逆证，心下满闷畅。

4. 白虎加人参以山药代粳米汤

组成：生石膏 90g（捣细）　知母 30g　人参 18g　生山药 18g　粉甘草 9g

用法：上五味，用水五盅，煎服清汁三盅，先温服一盅，病愈者，停后服，若未痊愈者，过两点盅，再服一盅。

主治：治寒温实热已入阳明之府，燥渴嗜饮凉水，脉象细数者。

方歌：

略

5. 宁嗽定喘饮

组成：生怀山药 45g　甘蔗自然汁 30g　酸石榴自然汁 18g　生鸡子黄 4 个

用法：先将山药煎服清汤一大碗，再将余药三味调入碗中，分三次温饮下，约两点钟服一次。

主治：治伤寒温病，阳明大热已退，其人或素虚或在老年，至此益形怯弱，或喘、或嗽、或痰涎壅盛，气息似甚不足者。

方歌：

宁嗽定喘山药良，蔗榴二汁鸡子黄。

寒温阳明热已退，痰涎壅盛喘嗽尝。

6. 荡胸汤

组成：瓜蒌仁60g（新炒者捣）　生赭石60g（研细）　苏子18g（炒捣）　芒硝12g（冲服）

用法：用水四盅，煎取清汁两盅，先温服一盅。结开，大便通行，停后服。

主治：治寒温结胸，其证胸膈痰饮，与外感之邪互相凝结，上寒咽喉，下滞胃口，呼吸不利，满闷短气，饮水不能下行，或转吐出。兼治疫证结胸。

方歌：

荡胸硝蒌苏赭生，痰饮外邪凝结胸。

上塞咽喉下滞胃，饮水不能转吐清。

7. 一味莱菔子汤

组成：莱菔子生者30g　熟者30g（捣碎）

用法：煎汤一大茶杯，顿服之。

主治：治同前证。

方歌：

略

8. 镇逆承气汤

组成：芒硝18g　赭石60g（研细）　生石膏60g（捣细）　潞党参15g

用法：上药四味，用水四盅，先煎后三味，汤将成，再加芒硝，煎一两沸。取清汁二盅，温服。

主治：治寒温阳明腑实，大便燥结，当用承气下之，而呕吐不能受药者。

方歌：

镇逆承气生石膏，芒硝赭石党参晓。

阳明腑实便燥结，呕吐不能受药讨。

（二十六）治瘟疫瘟疹方

1. 青盂汤

组成：荷叶一个鲜者尤佳　生石膏30g（捣细）　真羚羊角6g（另煎兑服）　知母18g　蝉蜕9g（去足土）　僵蚕6g　金线重楼6g（切片）　粉甘草4.5g

用法：水煎服。

主治：治瘟疫表里俱热，头面肿痛，其肿或连项及胸。亦治阳毒发斑疹。

方歌：

青盂荷叶蝉石膏，羚羊僵蚕蚕粉草。

瘟疫发热头面肿，阳毒发斑此方保。

2. 护心至宝丹

组成：生石膏30g（捣细）　人参6g　犀角6g　羚羊角6g　朱砂9g（研细）　牛黄0.5g

用法：将药煎四味共煎汤一茶盅，送服朱砂、牛黄末。

主治：治瘟疫自肺传心，其人无故自笑，精神恍惚，言语错乱。

方歌：

护心至宝参膏探，朱砂牛黄犀羚验。

瘟疫传心无故笑，精神恍惚语错乱。

3. 清疹汤

组成：生石膏30g（捣细）　知母18g　羚羊角6g　金钱重楼4.5g（切片）　薄荷叶6g　青连翘6g　蝉蜕4.5g（去足土）

僵蚕6g

用法：用水煎服清汤一盅半，分二次温饮下，以服后得微许为佳。

主治：治小儿出疹，表里俱热。或烦躁引饮、或喉疼声哑、或喘逆咳嗽。

方歌：
清疹石膏知翘蝉，薄荷羚角蚤休蚕。
小儿出疹表里热，燥饮喉痒哑嗽痰。

（二十七）治疟疾方

加味小柴胡汤

组成：柴胡9g　黄芩9g　知母9g　潞参9g　鳖甲9g（醋炙）　清半夏6g　常山4.5g（酒炒）　草果3g　甘草3g　酒曲9g　生姜9g　大枣2枚。

用法：水煎服。

主治：治久疟不愈，脉象弦而无力。

方歌：
加味小柴知鳖甲，酒曲常山草果打。
久疟不愈脉弦数，此方服之效颇佳。

（二十八）治气血郁滞肢体疼痛方

1. 升降汤

组成：野台参6g　生黄芪6g　白术6g　广陈皮6g　川厚朴6g　生鸡内金6g（捣细）　知母9g　生杭芍9g　桂枝尖3g　川芎3g　生姜6g

用法：水煎服。

主治：治肝郁脾弱，胸肋胀满，不能饮食。

方歌：

升降芎术知参芪，内金桂陈芍姜朴。

肝郁脾弱胸胁胀，不能饮食此方服。

2. 培脾舒肝汤

组成：于术 9g　生黄芪 9g　陈皮 6g　川厚朴 6g　桂枝 4.5g　柴胡 4.5g　生麦冬 6g　生杭芍 12g　生姜 6g

用法：水煎服。

主治：治因肝气不舒、木郁克土，致脾胃之气不能升降，胸中满闷，常常短气。

方歌：

培脾舒肝术朴冬，桂柴陈芪芍姜生。

肝气不舒木克土，胸中满闷短气清。

3. 铃泻肝汤

组成：川楝子 15g（捣）　生明乳香 12g　生明没药 12g　三棱 9g　莪术 9g　甘草 3g

用法：水煎服。

主治：治胁下掀疼。

方歌：

金铃舒肝汤，川楝乳没银。

莪棱与甘草，胁下掀疼戕。

4. 活络效灵丹

组成：当归 15g　丹参 15g　生明乳香 15g　生明没药 15g

腿疼加牛膝，臂疼加连翘。妇女瘀血股腹疼，加生桃仁，生五灵脂。疮红肿属阳者，加金银花、知母、连翘。白硬属阴者，加肉桂、鹿角胶。疮破后生肌不速者，加生黄芪、知母、甘草。脏腑内痛，加三七、牛蒡子。

用法：上药四味作汤服。若为散，一剂分作四次服，温酒送下。

主治：治气血凝滞，痃癖癥瘕，心腹疼痛，腿疼臂疼，内外疮疡，一切脏腑积聚，经络湮淤。

方歌：

活络效灵丹，乳没当归丹。

一切脏腑积，经络湮淤堪。

腿疼加牛膝，臂疼连翘添。

妇女瘀血疼，桃灵加之宽。

疮红肿属阳，双花知翘三。

白硬属阴者，肉桂鹿胶擅。

疮破生肌慢，黄芪知母甘。

脏腑有内痈，三七牛子蠲。

临床灵活用，功效实可观。

5. 活络祛寒汤

组成：生黄芪 15g　当归 12g　丹参 12g　桂枝尖 6g　生杭芍 9g　生明乳香 12g　生明没药 12g　生姜 9g

寒甚者，加干姜 9g。

用法：水煎服。

主治：治经络受寒，四肢发搐，妇女多有此证。

方歌：

活络祛寒归乳没，丹参桂芪生杭芍。

经络受寒四肢搐，寒甚再加干姜啜。

6. 健运汤

组成：生黄芪 18g　野台参 9g　当归 9g　寸麦冬 9g　带心知母 9g　生明乳香 9g　生明没药 9g　莪术 3g　三棱 3g

用法：水煎服。

主治：治腿疼、臂疼因气虚者。亦治腰疼。

方歌：

健运汤用生黄芪，归芍寸冬与知母。

乳香没药共莪棱，气虚腿臂腰疼除。

7. 振中汤

组成：于白术18g（炒）　当归身6g　陈皮6g　厚朴4.5g　生明乳香4.5g　生明没药4.5g

用法：水煎服。

主治：治腿疼、腰疼，饮食减少者。

方歌：

振中汤用术归身，陈皮厚朴乳没遵。

脾胃虚极腰腿疼，饮食减少此方吞。

8. 曲直汤

组成：萸肉30g（去净核）　知母18g　生明乳香9g　生明没药9g　当归9g　丹参9g

用法：水煎服。

主治：治肝虚腿疼，左部脉微弱者。

方歌：

曲直汤中乳没香，萸肉知母丹参当。

肝虚腿痛脉弦微，芪续亦可加入方。

（二十九）治妇科方

1. 王烛汤

组成：生黄芪15g　生地黄18g　玄参12g　知母12g　当归9g　香附9g（醋炒）　柴胡4.5g　甘草4.5g

用法：水煎服。

主治：治妇女寒热往来或先寒后热，汗出热解，或月事不调，经水短少。

方歌：

王烛归地玄知芪，甘草柴胡醋香附。

汗多柴胡易茵陈，再加萸肉效更奇。

热加杭芍寒生姜，寒热解除调经施。

2. 理冲汤

组成：生黄芪 9g 党参 6g 于术 6g 生山药 15g 天花粉 12g 知母 12g 三棱 9g 莪术 9g 生鸡内金 9g（黄者）

用法：用水三盅，煎至将成，加好醋少许，滚数服。

主治：治妇女经闭不行或产后恶露不尽，结为癥瘕，以致阴虚作热，阳虚作冷，食少劳嗽，虚证沓来。亦治室女月闭血枯。并治男子劳瘵，一切脏腑癥瘕、积聚、气郁、脾弱满闷、痞胀、不能饮食。

方歌：
理冲术芪知党参，花粉莪棱药内金。
女症虚证沓来治，男子劳瘵脏积君。

3. 理冲丸

组成：水蛭 30g（不用炙） 生黄芪 45g 生三棱 15g 生莪术 15g 当归 18g 知母 18g 生桃仁 18g

用法：上药七味，共为细末，炼蜜为丸桐子大，开水送服 6g，早晚各一次。

主治：治同前证。

方歌：
理冲丸治同其汤，桃蛭乳没知芪当。
炼蜜为丸桐子大，每服二钱功效彰。

4. 安冲汤

组成：白术 18g 炒 生黄芪 18g 生龙骨 18g（捣细） 生牡蛎 18g（捣细） 大生地 18g 生杭芍 9g 海螵蛸 12g（捣细） 茜草 9g 川续断 12g

用法：水煎服。

主治：治妇女经水行时多而且久，过期不止或不时漏下。

方歌：

安冲芪术芍续断，海蛸生地龙牡茜。

妇女行经多而久，过期不止漏下验。

5. 固冲汤

组成：白术30g（炒）　生黄芪18g　龙骨24g（煅捣细）　牡蛎24g（煅捣细）　萸肉24g（去净核）　生杭芍12g　海螵蛸12g（捣细）　茜草9g　棕边炭6g　五倍子15g（轧细药汁送服）

用法：水煎服。

主治：治妇女血崩。

方歌：

固冲汤治血崩善，萸肉芪术龙牡煅。

海蛸茜芍棕五倍，热加生地寒附恋。

6. 温冲汤

组成：生山药24g　当归身12g　乌附子6g　肉桂6g（去粗皮后入）　补骨脂9g（炒捣）　小茴香6g（炒）　核桃仁6g　紫石英24g（煅研）　真鹿角胶6g（另炖）

用法：水煎服。

主治：治妇人血海虚寒不育。

方歌：

温冲汤用紫石英，桂附茴归骨脂充。

山药核桃真鹿胶，虚寒不孕有奇功。

7. 清带汤

组成：生山药30g　生龙骨18g（捣细）　生牡蛎18g（捣细）　海螵蛸12g（去净甲捣）　茜草9g

单赤带，加白芍、苦参各6g，单白带，加鹿角霜、白术各9g。

用法：水煎服。

主治：治妇女赤白带下。

方歌：

清带龙牡山药生，海蛸茜草带下统。

单赤苦参白芍加，单白鹿霜白术充。

8. 加味麦门冬汤

组成：干麦冬 15g（带心）　野台参 12g　清半夏 9g　生山药 12g（以代粳米）　生杭芍 9g　丹参 9g　甘草 6g　生桃仁 6g（带皮尖捣）　大枣 3 枚

用法：水煎服。

主治：治妇女倒经。

方歌：

加味麦冬汤，参芍草夏倡。

丹参桃药枣，妇女倒经康。

9. 寿胎丸

组成：菟丝子 120g（炒炖）　桑寄生 60g　川续断 60g　真阿胶 60g

气虚者加人参 60g，大气陷者加生黄芪 90g，食少者加炒白术 60g，凉者加炒补骨脂 60g，热者加生地 60g。

用法：上药将前三味轧细，水化阿胶和为丸一分重，每服二十丸，开水送下，日再服。

主治：治滑胎。

方歌：

寿胎丸用菟丝子，寄生川断阿胶取。

气虚加参陷加芪，食少加术凉故纸。

有热当加生地黄，预防滑脱效神奇。

10. 安胃饮

组成：清半夏 30g（温水淘洗两次无矾味后入煎）　净青黛 9g　赤石脂 30g

用法：用作饭小锅，煎取清汁一大碗，调入蜂蜜 60g，徐徐温饮下。一次只饮一口，半日服尽。

主治：治恶阻。

方歌：

安胃饮中清半夏，青黛石脂蜂蜜化。

11. 大顺汤

组成：野党参 30g　当归 30g　生赭石 60g（轧细）

用法：水煎服。

主治：治产难，不可早服，必胎衣破后，小儿头至产门者，然后服之。

方歌：

大顺党参归赭石，难产儿头临门服。

12. 和血熄风汤

组成：当归 30g　生黄芪 18g　真阿胶 12g（不炒）　防风 9g　荆芥 9g　川芎 9g　生杭芍 6g　红花 3g　生桃仁 4.5g（带皮尖捣）

用法：水煎服。

主治：治产后受风发搐。

方歌：

和血熄风归芍芎，黄芪荆芥与防风。

桃仁红花真阿胶，产后受风发搐清。

13. 滋阴清胃汤

组成：玄参 45g　当归 9g　生杭芍 12g　甘草 4.5g　茅根 6g

用法：上药五味，煎汤两盅，分二次温服，一次即愈者，停后服。

主治：治产后温病，阳明腑实，表里俱热者。

方歌：

滋阴清胃用元参，杭芍归草共茅根。

产后温病阳明实，表里俱热此方尊。

14. 滋乳汤

组成：生黄芪 30g　当归 15g　知母 12g　玄参 12g　穿山甲 6g（炒捣）　六路通大者 3 枚（捣）　王不留行 12g（炒）

用法：以丝瓜瓤作引，水煎服。

主治：治乳少，其乳少由于气血虚或经络瘀者。

方歌：

滋乳汤归芪，路通玄知母。

山甲王不留，少乳此方许。

丝瓜络作引，更可用猪蹄。

15. 消乳汤

组成：知母 24g　连翘 12g　金银花 9g　穿山甲 6g（炒捣）　瓜蒌 15g（切丝）　丹参 12g　生明乳香 12g　生明没药 12g

用法：水煎服。

主治：治结乳肿痛或成乳痈新起者，一服即消。若已作脓，服之亦有肿止痛，俾其速溃，并治一切红肿疮疡。

方歌：

消乳银翘蒌山甲，丹参知母乳没辖。

结乳肿痛或成痈，一切红肿疮疡佳。

16. 升肝舒郁汤

组成：生黄芪 18g　当归 9g　知母 9g　柴胡 4.5g　生明乳香 9g　生明没药 9g　川芎 4.5g

用法：水煎服。

主治：治妇女阴挺，亦治肝气虚弱，郁结不舒。

方歌：

升肝舒郁知芎归，柴胡黄芪乳没推。

肝气虚弱郁不舒，妇女阴挺有效威。

17. 资生通脉汤

组成：白术 9g 炒　生怀山药 30g　生鸡内金 6g（黄色）　龙

眼肉18g　山萸肉12g（去净核）　枸杞果12g　玄参9g　生杭芍9g　桃仁6g　红花4.5g　甘草6g

用法：水煎服。

主治：治室女月闭血枯，饮食减少，灼热咳嗽。

方歌：

资生通脉牛子无，桃红眼芍草萸杞。

室女月闭血枯证，灼热咳嗽食少取。

六、柳少逸《人癌之战与三十六计》方歌

引　言

柳氏少逸，执友学弟。天资聪颖，自幼嗜读。诸子百家，律吕数术。孙子兵法，三十六计。医易探原，先哲名著。勤求古训，博览不俗。潜研不懈，废寝忘食，学既有成，获取真秘。知理身践，学验俱富。故精兵法，韬略医易。运筹帷幄，大将风度。东渡日本，决胜千里。轰动樱国，誉为"神医"。集合经验，累积维思。偕妻锡英，合璧撰著。《人癌之战与三十六计》。吾视瑰宝，反复拜读。理法方药，新颖颇趣。耐人寻味，发人启迪。本人不敏，学浅才疏。拙拟歌诀，以表心意。谬误难免，班门弄斧。诸诀方药，所含哲理。为省笔墨，一概未释。更愿同道，详读原著。学既有得，定能指迷。略陈引言，诚则信之。

乙亥仲春李明忠于忠信斋

第一计　瞒天过海——脑瘤用药式

肿瘤临证以本虚标实为主要病机。而以痰、风、瘀、毒为其辩证要点。而中晚期脑瘤往往痰、风、瘀、毒四证并见，且给辩证用药带来很大的困难。于是柳氏采用"瞒天过海"用药式——化痰、熄风、散瘀、解毒法，以缓其病势。拟"瞒天过海方"：南星、半夏、天竺黄、菖蒲、菊花、龟板、石决明、牛黄、当归、赤芍、蜈蚣、天虫、甘草。

待痰、风、瘀、毒证势缓，则予以消肿化瘀、软坚散结法，拟"软坚散结汤"：夏枯草、香树、昆布、海藻、牡蛎、炮甲、龟板、蟹甲、浙贝、土元、水蛭、蜈蚣、赤芍、当归、三七、莪术、天葵子、薏苡仁、川芎、细辛、山慈姑，以抗肿瘤，辅"癌敌散Ⅲ号"以扶正祛邪。

方歌：

（1）瞒天过海方

瞒天过海脑瘤方，化熄散瘀解毒彰。

星夏菊竺归芍蚕，石决龟牛蚣草菖。

（2）软坚散结汤

软坚散结化消途，枯草香树慈苡仁。

炮蟹二甲牡龟板，昆藻浙贝天葵子。

水蛭土元芎芍归，三七辛莪蜈蚣宜。

第二计　围魏救赵——胃癌用药式

柳氏认为：根据胃癌的临床表现，属中医"噎膈""反胃"范畴。本病多因长期饮食不节、情志抑郁，而致痰火交结、气滞血凝而成。治疗当主以行气活血、消炎散结为大法。但中晚期胃癌多以恶心、呕吐、腹胀、纳呆为主要特点。此时当如治水一样，对于来势凶猛的气机逆乱之势，不可用上述诸法，也不可强用降逆止呕法，应当避其锋芒，采取分导引流的方法，即"胃以和为顺"。

故临床采用"围魏救赵"用药式——理气导滞法。拟围魏救赵方：柴胡、黄芩、党参、制半夏、木香、厚朴、枳壳、玫瑰花、砂仁、大腹皮、甘草、生姜。待标证缓解，再予以辨证施治。

方歌：

围魏救赵方

围魏救赵胃癌方，痰气凝滞瘀毒戕。

小柴无枣朴夏枳，玫瑰腹皮砂木香。

第三计　借刀杀人——扶正用药式

这种借扶正培本法，运用补益药治癌的方法，柳氏称谓"借刀杀人"用药式——益气养血、养阴生津、滋阴补肾、温肾助阳法。

1. 益气养血法

适用于气血亏虚之肿瘤患者。常用方有八珍汤、补中益气汤、当归补血汤、归脾汤等。常用药物有党参、童参、人参、黄芪、炙甘草、熟地、当归、白芍、黄精、首乌、黑芝麻、赤灵芝等。根据"气血同源"和"阳生阴长"的理论，临床上常益气养血、气血并补。若因虚致瘀者，可加益母草、三七等。体外实验证明，人参、黄芪、白术、炙甘草、茯苓、扁豆、山药、薏苡仁、白芍具有抗癌、抑癌和增强机体免疫的功能。

2. 养阴生津法

常用方有增液汤、地黄饮子、一贯煎、大补丸、六味地黄汤、左归饮、当归补血汤等。常用药有北沙参、西洋参、太子参、天冬、麦冬、百合、石斛、玉竹、生地、天花粉、龟板、鳖甲、枸杞子、女贞子等。然养阴药多滋腻妨胃，故需辅以陈皮、佛手、木香、砂仁、厚朴等健脾理气药。实验报到麦冬、玉竹、天冬、百合、天花粉等药有抗癌、抑癌作用，且麦冬、玉竹有提高机体的免疫机能。

3. 温肾助阳法

常用温肾助阳方剂有金匮肾气丸、右归丸、阳和汤等。常用药物有附子、肉桂、仙茅、巴戟天、山萸肉、仙灵脾、补骨脂、杜仲、锁阳、葫芦巴、菟丝子、狗脊等。因阴阳互根，中晚期癌症在出现阳虚的同时也呈阴不足的病态，故在温肾助阳的同时，佐以补阴之品，以阳根于阴，使阳有所附，并籍阴药滋润以制阳药之温燥，此即"阴中求阳"之法。通过温肾助阳法，肾元得扶，而间接抑制癌性的病理变化。据报道仙灵脾、故纸、杜仲、山萸肉有抗癌抑癌作用；菟丝子、仙灵脾有增强机体免疫力机能。

4. 滋阴补肾法

常用方有养阴清肺汤、麦门冬汤、六味地黄汤、三甲复脉汤等。常用药物有生地、熟地、沙苑、蒺藜、天冬、制首乌、菟丝子、龟板、鳖甲、女贞子、旱莲草、五味子、知母、核桃仁等。

方歌：

借刀杀人第三计，扶正固本用药式。
益气养血生阴津，滋阴温阳先肾顾。

（1）益气养血法

益气养血首补益，方药众伙须牢记。
八珍补中益气汤，十全归脾养营立。
常用药物参芪草，当归白芍并熟地。
黄精首乌赤灵芝，山药苡仁胡麻系。

（2）养阴生津法

养阴生津晚癌保，过度消损阴液耗。
增液一贯大补丸，地黄饮子六左讨。
常药三参天麦冬，百合石斛玉竹晓。
龟蟹生地天花粉，女贞枸杞不可少。
滋腻碍胃需辅佐，香砂陈皮佛手好。

（3）温肾助阳法

温肾助阳中晚癌，理虚水液代谢改。
金匮肾气左归饮，阳和汤方均名牌。
常药桂附巴戟天，萸肉仙茅灵脾偕。
锁阳杜仲补骨脂，菟丝芦巴狗脊解。

（4）滋阴补肾法

滋阴补肾益诸阴，心肺肝肾当细分。
养阴清肺麦冬汤，三甲复脉六味遵。

常药二地沙苑子，龟鳖首乌天冬宾。
菟丝女贞五味子，旱莲知母核桃君。

第四计　以逸待劳——肺癌用药式

肺癌是原发性支气管肺癌的简称。近几年来发病率逐年上升，是最常见的肿瘤之一。"肺为娇脏"，"肺为贮痰之器"，又为五脏六腑最高的脏器。"肺叶百莹，谓之华盖"，"虚若蜂窠""得水则浮""熟而复沉"。故决定了临证不能多用峻猛的攻坚破瘀之药，当用化痰软坚、益气生津之药。化痰则肺得以肃降，软坚则瘤得以消削，益气生津则肺气得宣。故柳氏临证采用"以逸待劳"用药式——化痰软坚、益气生津法，以控制肺癌发展的命脉来扼杀它，而不采用峻猛的攻坚破瘀形式，此即"损刚益柔"原理的演用。"损刚益柔"是根据"肺为娇脏"而言，故采用"以逸待劳"用药式，讲损是把益包括进去的。

以逸待劳方：山慈姑　败龟板　煅鳖甲　太子参　山海螺　牡蛎　血余炭　夏枯草　瓜蒌　浙贝　枸杞子　女贞子　旱莲草　甘草

方歌：
以逸待劳方
以逸待劳肺癌统，化软益气生津功。
童参龟鳖山慈姑，甘草牡蛎蒌女贞。
夏枯血余山海螺，枸杞浙贝旱莲崇。

第五计　趁火打劫——放、化疗后用药式

柳氏认为：趁火打劫作为一种韬略，虽有"乘人之危""落井下石"之嫌，但在人与癌症之战中是必须的。有以下几种情况，是需要把握时机而辨证施治。如放疗、化疗后，予以中药以增效减毒法，即属"趁火打劫"用药式。对于放疗、化疗后、手术后出

现的不良反应或症状，采用相应的方药。

1. 放疗后不良反应的治法

（1）生津解渴方：西洋参　沙参　太子参　寸冬　五味子　石斛　花粉　芦笋　乌梅　青果　赤芍　甘草　白芍

此方适用鼻癌、上颌窦癌、口咽部癌、腮腺混合瘤、喉癌行根治性放疗后，影响到口腔的涎腺（即唾液腺）受到严重抑制，或功能完全抑制。故立生津解渴方以养阴生津止渴为法，以治因放疗而致的口渴。

（2）益元荣血方：熟地　鹿角胶　肉桂　仙灵脾　寸云　仙茅　山萸肉　女贞子　枸杞子　破故纸　寄生　木瓜　鸡血藤　当归　丹参

此方使用头颈部肿瘤，如食管癌、肺癌，接受放射治疗而至的损伤，故立益元荣血方以补肾填髓、养血通络为法，以治放疗后而致的肢体麻木、感觉异常。

（3）加味当归芍药方：当归　芍药　茯苓　桂枝　泽泻　瞿麦　木通　红藤　茜草　章鱼墨　芦笋

此方主要用于子宫颈癌、直肠癌、前列腺癌、睾丸肿瘤及盆腔肿瘤在放疗时，产生尿频、尿急、尿痛，严重出现血尿。此方以凉血通淋，清热解毒为法。

（4）清凉敛肠方：黄连　黄柏　白头翁　秦皮　败酱草　白芍　生地　血余炭　升麻炭　生地榆　炒槐花　乌梅　三七

此方用于直肠癌、结肠癌、子宫颈癌、盆腔肿瘤放疗时，出现的大便次数增多，黏液便，肛门和直肠部位有"里急后重"感，这就是所谓放射直肠炎的临床表现。故立清凉敛肠方，以清热凉血，敛肠止泻为法。

（5）归芪五子方：当归　黄芪　太子参　沙参　女贞子　枸杞子　菟丝子　柏子仁　沙苑子　鸡血藤　紫河车　故纸　核桃仁

在抗癌化疗中，均不同程度产生明显的脊髓抑制作用，引起造血系统功能障碍，致血液中的白细胞减少。临床上除辨证施治外，针对白细胞减少而用归芪五子方，以补气养血、益元填髓为法。

（6）地芪五胶方：生地　黄芪　女贞子　山萸肉　大枣　紫河车　鸡血藤　升麻　茜草　龟板胶　鳖甲胶　骨胶　鹿角胶　阿胶　花生衣

化疗药物对血小板影响较大，较易引起血小板减少。临床表现为气阴两亏、血亏、气不摄血、血热妄动诸证，则应予以辨证施治。而针对血小板减少症的防治，当以益气养血、滋肾坚阴为法。故立地芪五胶方。

方歌：

（1）生津解渴方

生津解渴汤名真，呼吸系统诸癌因。

化放疗后口干渴，西洋北沙太子参。

二芍寸冬草五味，梅斛果粉芦笋浸。

（2）益元荣血方

益元荣血精髓补，养血通络功效殊。

头颈肿瘤食管肺，接受放疗致伤取。

寄生仙茅鹿角胶，木瓜丹参仙灵脾。

归地贞杞鸡血藤，桂萸寸云破故纸。

（3）加味当归芍药汤

加味当归芍药汤，宫颈睾前及盆腔。

诸癌放疗致三尿，清解凉血通淋康。

苓桂翟泽章鱼墨，茜通红藤芦笋彰。

（4）清凉敛肠方

清凉敛肠止泻功，直结宫盆诸癌统。

放疗呈现便频黏，里急后重此方应。

黄连黄柏败酱草，三七秦梅白头翁。

地芍血升二炭用，槐花炒用地榆生。

（5）归芪五子方

归芪五子方最奇，白血细胞减少宜。

益元填髓养气血，童沙二参破故纸。

核桃河车鸡血藤，贞杞柏丝沙苑子。

（6）地芪五胶汤

地芪五胶功效宏，小板减少用之灵。

滋肾坚阴益气血，贞萸枣茜鸡血藤。

升麻河车花生衣，龟鳖骨阿鹿胶同。

第六计　声东击西——理气同药式

气滞为肿瘤的最基本的病理变化，是气机紊乱的临床表现。因此，理气药是治疗癌症的大法之一。从表面上看理气药是在治疗肿瘤的"标症"，实际上是抓住气机紊乱致癌这一基本的病因病机，通过理气既能治癌，又能改善由癌细胞影响机体造成的多种紊乱状态。故此，在瘤治疗中，若能把握住气机协调程度，准确地使用理气药，犹有声东击西之功效。

临床上常用理气药有：橘皮、青皮、橘叶、香橼、佛手、枳壳、香附、川楝子、大腹皮、玫瑰花、元胡、广木香、绿萼梅、九香虫等。

临床中又往往根据病情，予以适当的配伍，如气滞并血瘀者，伍以丹参、赤芍、桃仁、红花、三棱、莪术等活血化瘀药；气滞而兼痰凝者，伍以半夏、南星、昆布、海藻、象贝等化痰软坚药；气滞而兼湿阻者，伍以苍术、白术、薏苡仁、茯苓等化湿渗湿药；若气虚兼气滞者，则伍以黄芪、党参、甘草、扁豆等健脾益气药。诚然理气药有化燥、伤阴、助火之弊，但配伍得当，则可防止上述副作用。

方歌：

声东击西六计许，理气用药每多取。

常药佛橼九香虫，均青枳壳橘叶皮。
香附木香玫瑰花，缘梅元胡腹栋子。
临床据情恰配伍，瘀血痰凝湿阻尔。

第七计　无中生有——寓攻于补用药式

原发性肝癌是临床常见的恶性肿瘤之一。祖国医学认为本病属"癥瘕积聚""肝积""膨胀""黄疸"等病范畴。柳氏认为本病与情志抑郁、气机不畅、气滞血瘀而成。是以"正气不足""邪气留滞"两大病机为主的。

按祖国医学"积聚"之形成，与体内的"正气不足""邪气留滞"两大病机有关，药物作用是促进机体恢复正气祛除病邪。任何疾病的好转，主要是依靠机体内部的正与邪的斗争。若正气胜，则疾病就会趋向好转。反之，则疾病严重恶化。所以我们在辩证用药时，必须掌握扶正与祛邪的辩证运用关系。"肝主疏泄""体阴而用阳""罢极之本"。疏泄太过易伤肝阴，故在"肝癌"的治疗中，把握扶正与祛邪的分寸尤为重要。如肝气郁结证用逍遥散、小柴胡汤；气血瘀滞证用血府逐瘀汤等，药物配伍则是运用"刚柔相济"配伍法。即使是热毒壅盛、湿浊内聚在应用清热解毒、利湿等法时，也不能忽视扶正的一面。反过来，如果属气阴两虚在应用益气养阴药的同时，也不能不考虑邪毒留滞而选用祛除病邪的药物。所以在对肝癌的治疗中多采用"无中生有"用药式——寓补于攻、寓攻于补法。

如逍遥散，乃为肝郁血虚证而设方，具疏肝解郁、健脾养血之功效。方中柴胡疏肝解郁，当归、白芍补血敛肝，白术、茯苓、甘草、煨姜健脾和胃，薄荷助柴胡疏肝解郁，合而成方，则疏中有敛，泄中有补，刚柔相济。它如四逆散，柴胡疏肝升清，枳壳理气下浊；白芍合甘草，乃芍药甘草汤，酸甘化阴以荣血。诸药合用，则一升一降，一疏一敛，则刚柔相济成"无中生有"之式。

方歌：
无中生有寓攻补，原发肝癌运用宜。
正气不足邪留恋，病机明了症类五。
肝气抑郁气血滞，热毒内蕴湿热集。
道遥四逆小柴非，活用他药莫拘泥。
刚柔相济补泻并，升降疏敛医易理。

第八计　暗渡陈仓——肠道肿瘤用药式

鉴于"六腑以通为用""泻而不藏"。肠道恶性肿瘤生于腑中，有碍腑道的通畅，阻碍气血水湿的运行，而出现腹泻便下浓血或便秘、腹痛等症状时，柳氏认为；则当务之急是通下，以增加了治疗的主动性。通过各种通下法，以达到通腑祛邪目的。邪去腑通，肠道功能才能有恢复的可能。此即"暗度陈仓"用药式——清下、温下、润下、下瘀四法。

清下：即清热攻下，适用于热毒结聚于肠中之证，常用大黄、芒硝等药。代表方大、小调胃承气汤。

温下：即温脾攻下，适用于寒湿结于腑中便下浓冻之证，常用炮姜、木香等药。代表方大黄附子汤、温脾汤。

润下：即润燥通下，适用于肠中津少或血亏，或气阴两亏而便秘者，常用生地、当归、火麻仁等药。代表方麻子仁丸。

下瘀：即攻逐下瘀，适用于腹中疼痛固定不移、大便变细等证。常用乳香、没药、当归、丹参、赤芍、莪术等药。代表方活络效灵丹、少腹逐瘀汤。

方歌：
暗度陈仓八计款，肠道恶性肿瘤斩。
热毒壅滞乃病机，脾虚湿聚相亦然。
辨证论治不赘述，以通为用急当选。
清下恰用三承气，温下大附温脾显。

下瘀活络放灵丹，少腹逐瘀灵活拈。
润燥通下取何药，代表方剂麻仁丸。

第九计　隔岸观火——痛热用药式

临床上有些病人发热原因不明而且很顽固，用一些退热镇痛剂后体温下降，但不久又发热如故，这种发热通常被称为"癌热"，较常见于恶性淋巴瘤、肝癌、肺癌、骨肉瘤、肠癌、白血病、肾癌等晚期病人，一般是由于癌瘤组织坏死，其分解产物被吸收引来的发热。因此，必须弄清楚发热情况，根据不同热型，给予相应的治疗，这种慎于用药、戒于轻浮的临床辨证施治方式，柳氏称谓"隔岸观火"用药式。

属"癌热"者，则根据温、热、火不同程度予以辨证施治。温盛为热，热极似火。三者程度不同，其病性则一，故此三者均属里热证。根据《素问·至真要大论》"热者寒之""温者清之"的治疗原则，对由温、热、火所致的里热证皆可应用。其中由于里热证存在气分、血分、脏腑的不同，故治疗里热证的清热剂又相应分为清气分热、清营凉血、清热解毒、气血两清、清脏腑热、清虚热等六类。所谓"隔岸观火"用药式，就是在应用清热药时，要分清主次，区别对待，方能中病。

方歌：
九计隔岸观火，癌热用药合辙。
依据不同热型，相应治疗即可。
慎于用药戒轻浮，气血脏腑六分别。
热者寒之温者清，辨治详参内科学。

第十计　笑里藏刀——腐蚀用药式

宫颈癌的主要病机是正气亏虚、气滞血瘀、湿聚毒结。湿、毒、瘀、虚是其临床辨证要点。中药对早期癌和原发癌效果较好，柳氏认为采用"笑里藏刀"用药式——全身内服汤药，宫颈癌局部外用中药。

内服中药，意在清除癌症的病理变化，为外用药准备必要的条件。

热毒壅盛：宜清热解毒法。

痰湿聚结：宜化痰散结法。

瘀血阻络：宜活血通络法。

邪毒淤积：宜以毒攻毒法。

正气亏虚：宜扶正培本法。

通过中药内服法，在机体抗病能力增强、临床症状改善后，予以外治法。

（1）细胞毒药物：直接作用于瘤体局部，使肿瘤凝固、坏死、脱落、溶解。如"三品"一条枪，治疗原发癌及早期宫颈癌疗效甚佳。细胞毒药物由矿物类药、虫类药和清热解毒抗癌中草药组成。

（2）非细胞毒药物：如掌叶半夏、莪术制剂、复方阿魏、香葵精油等，局部治疗均有一定疗效。

方歌：

笑里藏刀十计云，腐蚀宫颈癌痛准。

湿毒瘀虚识要点，辨证论治当细审。

细胞毒物"三品枪"，矿、虫解毒诸药斟。

问非细胞毒物药，半夏文术魏制品。

第十一计　李代桃僵——针灸止痛抗癌式

针灸疗法在中晚期癌症治疗中已被广泛应用。现代研究表明：针灸能调整机体功能失调的作用，并有助于抑制肿瘤，还能防治因化疗药物引来的白细胞下降。所以针刺抑止癌痛方面也广泛被应用。

对于阴证肿块，应用灸法开结破坚，中医已积累了丰富的经验，现代研究表明：灸法不但可以减轻病的症状，有消胀、止痛、化瘀及温通的作用。动物试验证明，灸法有明显的刺激机体免疫功能作用，甚至有抑瘤、消瘤作用。针灸的这种抑癌止痛作用的应用，柳氏称谓："李代桃僵"用药式。以小的皮肉之苦代之癌痛之实。

常用的灸治穴位，除辨证施灸取穴外，则多取脏腑经气输注于腰背部的腧穴或胸腹部的募穴，以及神阙、气海、三阴交、足三里等强壮穴。

方歌：

李代桃僵十一计，针灸止痛抗癌式。

抑癌止痛开破坚，皮内之苦代癌愈。

辨证取穴须遵循，五输腧募随症益。

强壮穴为神、气、关，三阴交及足三里。

第十二计　顺手牵羊——术后用药式

及时手术，目前是恶性肿瘤的主要治疗手段。特别是早期癌常可达到根治的目的。但有时肿瘤较大，估计手术范围和难度均大，而某种治疗方法又对该癌可能有效，则于手术前作一些其他治疗。如气管鳞状上皮癌、肺部支气管鳞状上皮癌常可手术前先行放射治疗和中药治疗，在肿瘤缩小和控制的情况下再做手术，可减少手术时的转移和术后复发。如胃癌病人原估计不能手术，但在进行化疗、中药治疗后肿物缩小，可施行手术切除。这种"伺便窃取"的用药，柳氏称谓"顺手牵羊"用药式。

许多癌症病人做了较大的手术后，肿瘤切除了，但导致一些后遗症，而应用中药辨证施治可痊愈。亦称之"顺手牵羊"用药式。

如术后出虚汗一症，是手术造成的气阴两虚，现代医学认为是自主神经功能失调所致。证分两端：气虚卫气不固为自汗；阴虚营气不秘为盗汗。但术后汗出往往二者没有明显的区分。立龙牡二浮汤：浮小麦、海浮石、生芪、白术、防风、龙骨、牡蛎、白芍、山萸肉、五倍子、炙甘草。

再如手术后消化功能紊乱而致食欲不振、胃纳欠佳、腹胀、腹痛、大便不畅、舌淡白苔、脉沉细等症。是由于手术经麻醉、手术及切除等一系列操作，致使术后消化功能受到影响，导致一些消化酶分泌改变而致。中医认为是术后脾虚失运、胃失和降所致，宜健脾益气、和胃降逆为法。予以参芪枳术汤：党参、黄芪、枳壳、白术、砂仁、焦三仙、云苓、川朴、内金、木香、甘草。若上证而见舌质光红如镜面舌、口干、脉沉细而数者，为阴液大伤、胃阴亏乏，则宜养阴益胃为法，予以三参益胃汤：沙参、太子参、元参、寸冬、生地、玉竹石、斛花粉、生扁豆、炙甘草。

方歌：
顺手牵羊伺便取，术后用药相适宜。
阴阳两虚自盗汗，龙牡二浮汤效奇。
玉屏、龙牡浮小麦，萸芍草倍海浮石。
术后中虚失降运，参芪枳术汤可施。
苓朴黄砂焦三仙，内金甘草和降逆。
镜面之舌脉细数，口舌发干阴虚途。
方用三参益胃汤，养阴益胃功效殊。

第十三计　打草惊蛇——活血化瘀用药式

瘀血，是中医特有的病理病因之一，可见于多种疾病。瘀血的症候，在肿瘤病人中反应最多。古代医家指出了噎膈、癥积、石瘕及腹腔结块均有瘀血有关。肿瘤病人与瘀血有关的症状和体征是：①体内或体表肿块经久不消，坚硬如石或凹凸不平；②唇舌青紫或舌体、舌边及舌下有青紫斑点或静脉粗张；③皮肤黯黑，有斑块、粗糙，肌肤甲错；④局部疼痛，痛有定处，日轻夜重；⑤脉涩滞等。有以上症状之一者，就可以为是瘀血证。瘀血的治疗主要是活血化瘀法。所有肿瘤早期，只要见有任何一条瘀血症状者，即可采用活血化瘀法（并结合清热凉血、洁血止血、化瘀止痛诸法进行治疗）。这样不但能消瘤散结，而且对瘀血造成的发热，瘀血阻络而引来的出血，血瘀经络所致的疼痛都有一定的疗效。故柳氏称活血化瘀法在肿瘤治疗中的应用，为"打草惊蛇"用药式。即通过活血化瘀，而消瘤散结，同时可治疗和预防因瘀血而造成的发热、出血、疼痛。

活血化瘀法，具有抗肿瘤作用的活血化瘀药物有：虫类药：全虫、土元、水蛭、虻虫、斑蝥及五灵脂、乌蛇、白花蛇；植物类：川芎、红花、丹参、莪术、川楝子、乌药、大黄、降香、蛇莓、鸡血藤。

方歌：

打草惊蛇计十三，活血化瘀用药擅。

消瘤散结效义同，发热、出血、疼痛蠲。

虫药元蝎虻蛭俱，二蛇灵脂斑蝥堪。

植类芎红莪栋黄，血藤蛇莓乌药丹。

辨证施治系准则，具体效用需详参。

第十四计　借尸还魂——意守存思法

意功，属气功疗法的一种，是通过驾驭意念活动，来治疗疾病的一种方法。典型的代表是存思派。存思派是强调用想象的方法，以集中意念进行锻炼的气功流派，也称存想派。它以想象身体内部的事物（内景）为主，也可想象体外（外景）或内外结合来。如与内视结合起来，似乎看到了所想象的对象，则称观相，是存思派的一个支派。

通过易功疗法，能使人处于一种"松弛反应"状态，使交感神经系统的活动性减弱，使血浆中多巴胺含量下降，肾素活动性减弱，血管紧张程度缓解大脑高级中枢的功能得到调整，同时降低基础代谢，从而使免疫系统功能增强。这种通过存思意功治疗方法，柳氏称谓"借尸还魂"用药式。《云笈七签》卷四十二至四十四专列存思篇，收有存思三调法、老君存思图十八篇为存思体外；存思体内的有思修九宫法。《天隐子养生书》有"存想"专篇；《将摄保命篇》有"影人法"；近世有周雨轩之传"意功"。现在思体外时多想象天空、树木、花草等，存思体内时，多想象脏腑的形态、颜色等。

另外，胎息法也属"借尸还魂"用药式。

方歌：

借尸还魂计，序列排十四；

意念本为力，专一至寡欲；

其虑勿恐惧，增强免疫力；

存思有数法，三调九宫例；

胎息之为法，均此用药式；

大道自然理，健身却病悟。

第十五计　调虎离山——清热解毒用药式

中医认为热毒是恶性肿瘤的主要病理之一，临床上表现为邪热壅盛。中、晚期病人的病情发展阶段，产生发热、疼痛、肿块增大，同时有口渴、便秘、苔黄、舌红脉数等症，热毒是郁火、邪热郁结日久而成热毒，热毒内蕴机体脏肺、经络，不及时处理，郁久不散，导致营卫不和、经脉阻隔、气血郁滞等病理变化。火性炎炎又耗正气，即所谓热甚伤气。临床实践证明，清热解毒法是对某些恶性肿瘤的某一阶段有一定成效。这是因为清热解毒药能控制肿瘤周围的炎症和其他感染的缘故。清热解毒药不仅能减轻症状，而且在一定程度上能控制肿瘤的发展，炎症和感染往往是促进肿瘤恶化和发展的因素之一。实验证明，许多清热解毒药具有抗肿瘤作用。

如白花蛇舌草有广谱抗癌作用，使机体在免疫过程中防御机能显著增强；如紫草除能消炎、抗肉芽肿、促进创伤愈合外，还可抑制癌细胞生长；又如白英对癌细胞有抑制作用外，还能增强机体非特异性免疫反应；公英除有广谱杀菌抗炎作用外，还能提高淋巴细胞转化率。所以清热解毒药在治疗中起到祛除病因和调整机体抗病能力的双重作用。所以在治疗肿瘤过程中重视清热解毒药的应用和突出清热解毒法，是防治肿瘤转变恶化发展的关键。这种把握时机，正确运用清热解毒治疗癌症的方法，柳氏称谓"调虎离山"用药式。

常用清热解毒药有：白花蛇舌草、白英、紫草、半边莲、半枝莲、公英、地丁、白头翁、龙葵、双花、连翘、重楼、虎杖、板蓝根、大青叶、山豆根、鱼腥草、白薇、黄连、黄芩、黄柏、苦参、牛黄、天葵、芦荟、牛黄等。

方歌：

调虎离山计十五，用药清热并解毒。
抵抗病原微生物，调节机体增免疫。
控制感染减症状，持续用之功效殊。
白英紫草边枝莲，公丁黄连芩柏取。
银翘楼杖白头翁，大青根叶龙葵举。
白薇豆根鱼腥草，葵芦苦参牛黄比。
药味虽多宜牢记，辨证论治灵活施。

第十六计　欲擒故纵——欲降先升用药式

"六腑以通为用"，"泻而不藏"。肠道肿瘤生于腑中，有碍腑道的通畅，阻滞气血水饮的运行，而出现腹泻便下脓血或便秘、腹痛等症状。因此消除肠道肿块，通下腑中污浊、脏毒、病血等病理产物，较为重要。通过各种通下法，以达到通腑祛邪的目的。邪法腑通，肠道的功能才能有恢复的可能。鉴于肠道既然属中医的腑，作为功能又属中医的"脾"，所以在生理上又有个升降相因的问题。腑气宜通、宣降、泻而不藏；脾气宜升、藏而不泻。且肿瘤病人多正虚邪盛，如何处理正与邪、虚与实、脏与腑、升与降的问题，是临床首先要把握住的。升非不降，降非不升，此即"欲降先升""欲升先降"自然法则在肿瘤临床中的应用。此法柳氏称谓"欲擒故纵"用药式——升提与通下相结合，"升"时不妨碍"通"，"通"时不妨碍"升"；邪盛、毒壅时，以通下为主，正气虚弱、脾虚气陷时以升提为主。

尤其是直肠癌、乙状结肠癌而见气虚下陷、肛门坠胀、便秘时，宜益气理气，润肠通便之法，予以黄芪汤（《金匮翼》黄芪、陈皮、火麻仁、白蜜）加柴胡、升麻治之。

又如消化道恶性肿瘤，证见往来寒热，胸胁苦满，呕不止，郁郁微烦，心下满痛或心下痞鞕，大便不解或胁热下利，舌苔黄，脉弦有力者。宜散火解郁，内泻热结之法，予以大柴胡汤（《伤寒论》柴胡、元芩、芍药、半夏、枳实、大黄、生姜、大枣）加减。

方歌：

欲擒故纵计十六，欲降先升用药秀。

升提通下相结合，直乙结肠癌症瘳。

黄芪汤中加升柴，芪陈麻仁白蜜凑。

症见少阳便结利，大柴胡汤加减佑。

第十七计　抛砖引玉——转枢用药式

中医认为，肿瘤的形成，多由气滞血瘀，或痰凝湿聚，或热毒内蕴，或正气亏虚，久之则淤积邪毒。邪毒与正气相搏，即表现出肿瘤病人的各种症候。尽管病因错综、病情变化复杂，但邪毒结于病人体内是癌肿形成的根本原因。尽管"攻毒"对癌细胞有直接的消除作用，但肿瘤病人的各种症状也是治疗中的关键。根据肿瘤病人临床常见特殊热型证、胸胁症、胃肠症等。应用小柴胡汤及其变方，临证每收卓效。柳氏称谓"抛砖引玉"用方式。

小柴胡汤为"少阳枢机之剂,和解表里之总方"。少阳内联三阴,外出二阳,为入病之门户,出病之道路。少阳在足为胆,脏腑活动均听从胆的决断;在手为三焦,三焦分属胸腹,是水谷出入的道路,其经脉布膻中,散络于心包,总司人的气化活动,三焦主少阳相火,导引命门元气和胃气分布周身;上焦心肺一气一血,赖宗气之敷布;下焦肝肾一泄一藏,赖元气之蒸腾;中焦脾胃一升一降,赖中气之转输。小柴胡汤药虽平和,但具调和表里、寒热、虚实等多方面的功能。①解热作用。本方对多种原因发热有明显的解热作用。②有明显的抗炎作用。③有抗病原体作用。④对肝脏有明显的保护作用。⑤对胃肠功能有一定的调节作用。⑥有较强的免疫功能。⑦有缓解和减少化疗药物的副作用。⑧有镇痛、镇静、镇咳作用,所以小柴胡汤药仅七味,但药简力专,配伍刚柔相济,在治疗肿瘤过程中,中间插上几剂小柴胡汤,确有抛砖引玉之效。

方歌:
抛砖引玉计,转枢用药式;
总方小柴胡,医圣仲景立;
作用众多条,解热和表里;
抗炎抗病体,对肝起保护;
增强免疫功,缓解化疗弊;
镇痛镇静咳,药简力专注;
治疗诸肿瘤,临证插用取。

第十八计 擒贼擒王——以毒攻毒用药式

"毒"的含义很广,凡"物之能害人者皆谓毒"。中医认为,癌肿的形成或气滞血瘀,或痰凝湿聚,或热毒内蕴,或正气亏虚,久之均能淤积成邪毒。邪毒与正气相搏而表现出肿瘤病的各种症候。尽管病情变化错综复杂,邪毒结于人体内都是肿瘤形成的根来原因之一,因此治疗癌症的方法及药物,大都是以毒攻毒。毒陷邪深，非攻不可，常用一些有毒药物，药性峻猛，即所谓"以毒攻毒"法。肿瘤是邪毒淤结于内，大都表现为阴毒之邪，因此攻毒祛邪散结多用辛温大热阳刚有毒之品。以开结拔毒。这种以毒攻毒法，柳氏称谓"擒贼擒王"用药式。

常用药物有以下几类：①动物类药：全蝎、蜈蚣、斑蝥、红娘子、守宫、蛇毒、河豚油、蟾蜍、土元、蜣螂、水蛭。②金石类：雄黄、冰片、硇砂、砒石、轻粉。③本草类：雷公藤、藤黄、藜芦、常山、毛茛、猫爪草、狼毒、蓖麻、马钱子、巴豆、干漆、洋金花、生南星、生半夏、生附子、急性子、乌头、钩吻、八角莲、独角莲、芫花、大戟、商陆等。

方歌：

擒贼擒王十八计，以毒攻毒用药式。

瘀邪内结阴毒甚，开毒拔结立法义。

气味俱厚药多种，动物、金石、本草系。

蚣蝎斑蝥红娘子，蛇毒守宫蜣水蛭。

土元蟾蜍河豚油，雄冰硇砒轻粉记。

第十九计　釜底抽薪——泻火坚阴用药式

邪毒结于病人体内是肿瘤形成的根本原因之一。毒陷邪深，非攻不克。但机体正气亏虚，热毒内蕴，火毒暴戾，平和之药难以取效，而攻毒祛邪药又多辛温大热有毒之品，又是慎用之品。柳氏临床采用"釜底抽薪"用药式——泻火坚阴法，不采取攻毒的方法。

运用清热泻火法，可控制和消除肿瘤周围的炎症和感染。现代研究表明，清热泻火药中有许多具有抗肿瘤作用，是治疗恶性肿瘤的常用法则之一。常用药物有：花粉、栀子、夏枯草、黄芩、黄连、黄柏、龙胆草、苦参、玄参、紫草、双花、连翘、公英、地丁、大青叶、青黛、穿心莲、牛黄、重楼、紫参、半边莲、半枝莲、白花蛇舌草、土茯苓、鱼腥草、山豆根、白头翁、红藤、败酱草、白薇、白薇、山慈姑、猫爪草、大黄等。常用方剂有：枝子厚朴汤、枝子大黄汤、银翘红藤解毒汤、黄连解毒汤、普济消毒饮、导赤散、茵陈蒿汤等。

方歌：

釜底抽薪计十九，泻火坚阴用药求。
癌症疾患中晚期，灼热肿痛邪郁久。
本法常用效可靠，清热泻火治肿瘤。
药味三黄夏枯草，银翘二莲并重楼。
花粉胆草穿心莲，丁公青黛栀子留。
苦玄紫参土茯苓，白薇白薇大黄轴。
红藤败酱腥头翁，猫爪牛黄慈姑由。
白花蛇草豆根等，常用方剂当讲究。
栀子厚朴大黄汤，银翘红藤解毒守。
黄连解毒普济饮，导赤茵陈诸方投。

第二十计　浑水摸鱼——化痰用药式

痰，是人体脏腑、器官功能失调，气血、津液在病理过程中衍生的病理产物。这些病理产物停留在体内，直接或间接地影响于脏腑组织和器官，导致疾病的发生和发展。中医认为：痰浊积聚，凝结蕴久，渐成肿核或肿块（肿瘤），故许多肿瘤病人表现为痰证。这是因脾虚健运失职，水湿不化，津液不布，瘀滞不通，便会凝滞而成痰。或由邪热灼津，凝结成痰。且痰在体内，能阻滞气血运行，流窜经络，妨碍脏腑功能，变生诸病。所以在癌肿形成、机体功能紊乱、邪毒尚未暴戾之时，利用化痰法，是治疗肿瘤的一个重要方法。柳氏称谓"浑水摸鱼"用药式。处理痰的方式主要运用随卦的原理，一是运用健脾渗湿法，以杜生痰之源；二是运用软坚化痰法来软化肿瘤。

现代药理研究，许多化痰药有较好的抗肿瘤作用，如昆布对艾氏腹水癌有抑制作用，还有促进病理产物和炎性渗出的吸收，使病变组织崩溃和溶解；海藻提出物有抑制肿瘤作用，且能使肿大之甲状腺缩小；黄药子除有抗菌、抑菌作用外，对小白鼠肉瘤180、子宫颈癌等抑制作用，并能使肿大甲状腺减轻；又如山慈姑为抗瘤谱较广的一味化痰软坚药，其对小白鼠肉瘤180、肉瘤37、肝癌实体型、淋巴肉瘤、大鼠互克癌256均有抑制作用，能抑制肿瘤细胞的极度分裂，治疗后能使肿瘤组织体积缩小，癌细胞广泛高度变性、坏死，癌组织毛细血管增生及出血等等。因此，化痰软坚药，为治疗肿瘤常用药。其药物有：夏枯草、昆布、海藻、牡蛎、天南星、象贝、山慈姑、瓜蒌、黄药子、葵树子、瓦楞子、海蛤壳、海浮石、天虫、半夏、皂角、白芥子、天葵子等。

方歌：
浑水摸鱼计，化痰用药式。
病理产物痰，脾虚失运致。
消痰利湿法，泄热亦兼顾。
软坚化肿瘤，常用药物记。
昆藻夏枯草，星夏贝牡蛎。
蒌蚕海浮石，皂角及五子。
海蛤山慈姑，随症灵活取。

第二十一计　金蝉脱壳——温阳化气用药式

癥瘕，系指腹部有结块，或满、或胀、或痛的一种病症，男女皆有。包括泌尿、生殖系统及肠道肿瘤。多因七情结郁，或六淫为害，或饮食内伤，即令脏腑失和，冲任失调，气机阻滞，瘀血内停，痰湿蕴结而成癥瘕。

桂枝茯苓丸一方为《金匮要略》中治疗妇女宿有癥病，妊娠后血漏不止的方剂。曾被多家注解为"活血化瘀"及"化瘀除癥"之良剂。临床除治子宫肌瘤、卵巢囊肿、炎性包块有卓效外，我们验诸临床，对子宫体癌、卵巢癌、输卵管癌、前列腺癌、膀胱癌均有良效。据其组成，柳氏认为本方除具化瘀之用外，尚有"通阳化气，扶正固本"之效。且后者为其主要功效，以治其本；前者以治其标。这种"化瘀除症"之功，则"存其形，完其势，友不疑，敌不动"，保持了"外形"的御敌之势。方中实隐蔽着"通阳化气，扶正固本"以制敌害之力。方中桂枝通阳化气，茯苓扶正固本，丹皮、桃仁、赤芍活血化瘀，诸药合用，使阳气通畅而癥块很快消，瘀去又不致伤正，故为治疗"气化无力，而致癥积"之良方。故桂枝茯苓丸治疗肿瘤，柳氏称谓"金蝉脱壳"用药式。

方歌：

金蝉脱壳廿一计，温阳化气用药式。

七情内伤六淫侵，脏腑失和痰血聚。

腹部癥瘕胀满痛，治则温阳又化气。

扶正固本除癥瘕，仲景立方有效力。

汤名桂枝茯苓丸，药简力宏当牢记。

第二十二计 关门捉贼——扶正祛邪用药式

凡能补充人体物质、增强机能，以提高抗病能力，消除虚弱证候的药物，称为补虚药，亦称补益药或补养药，有此功效的方法称为补益法，具有此功效的方剂称为补益剂。

所谓虚证，概括起来不外乎气虚、阳虚、血虚、阴虚四种类型。故其药、其法、其方有补气、补阳、补血、补阴之别。

补虚药（或法或方）不适用于有实邪的病情，因有能"闭门留寇"之弊。肿瘤病人往往表现为正虚邪实，故临床多采用"扶正祛邪法"，柳氏称谓"关门捉贼"用药式——扶正与祛邪相结合。

因补气药易产生气滞，出现胸闷、腹胀、食欲不振等症，要适当配伍理气药；补阳药多温燥，易伤阴助火，故阴虚火旺者不宜用，宜选用阴中求阳药；补血药多黏腻，有碍消化，故凡湿浊中阻、脘腹胀满、食少便溏者慎用，宜佐健脾和胃药；补阴药多甘寒滋腻，凡脾胃虚弱、痰湿内阻、腹胀便溏者慎用。而清热解毒、软坚散结、化痰祛湿、活血化瘀、以毒攻毒诸祛邪法，猛浪之用，操之过急，又有伤正及过偏之弊。这种补虚不"留寇""祛邪"不"伤正"之法，柳氏称谓"穷寇勿追"用药式。而采用调达气机之剂，如小柴胡汤、血府逐瘀汤化裁应用，意在疏导，导邪自息。

方歌：

关门捉贼廿二计，扶正祛邪用药式。

肿瘤患者虚实兼，运用本法功效立。

温阳化气视虚补，严防"留寇"莫超度。

配合"祛邪"不"伤正"，"穷寇勿追"用药志。

血府逐瘀、小柴胡，灵活化裁疏导意。

第二十三计　远交近攻——外治法用药式

肿块是癌症的主要表现，形成的主要原因是阴阳失调、气滞血瘀、痰凝毒结。随着癌肿的迅速生长，压迫或侵犯神经末梢或神经干，或并发梗阻，继发感染。尤其是癌症到了晚期，危若风中残烛时，必出现进行性疼痛，甚则产生顽固、持续性剧痛。所以癌痛的主要病机是"虚痛不荣"而致。故宜消肿止痛、扶正祛邪为法。柳氏临床采用内服药以扶正固本，局部外治药物以消肿止痛，称谓"远交近攻"用药式。

柳氏在探索中药外治法对癌痛、癌肿的应用中，经反复使用筛选，取得了较好经验，拟定了"癌敌止痛膏"又名"康复止痛膏"，形成了具有较理想的消肿止痛、扶正祛邪作用的方剂。其作用原理，是以活血通瘀，软坚散结、益气养阴为法。癌敌止痛膏治疗癌痛，属中医外治法范畴。是中医整体观和辨证施治原则指导下的一种独特的治疗方法。是通过外治药物直接对机体病变部位局部或通过皮肤进行体内，而达到全身组织和内脏器官发挥治疗作用。同时通过经络穴位，则更易渗透吸收直达脏腑而发挥治疗作用。这种"天应"穴与"经穴"结合的外治法，亦称谓"远交近攻"用药式。

方歌：

远交近攻廿三招，外用治法整辨标。

"虚痛不荣"癌晚期，消肿止痛效果高。

扶正祛邪兼内治，外方"癌敌止痛膏"。

"经穴""天应"结合取，远交近攻计谋韬。

第二十四计　假途伐虢——开窍用药式

肿瘤病人出现头痛、呕吐及视觉障碍一起发生时称为"三联症"，是颅内压增高的表现；肿瘤病人出现精神不振、昏睡、嗜睡和神志错乱的表现，提示颅内压增高。脉搏变慢，血压升高、瞳孔散大，也均提示颅内压产生变化。检查眼底，如有视神经盘水肿，对颅内压增高的诊断，具有重要意义。这是作腰椎穿刺放脑脊液是禁忌的。

中医认为心主神明，邪蒙清窍则神明内闭，神志昏迷。热陷心包或痰浊阻蔽而致头痛、呕恶、视觉障碍。故对肿瘤病人出现"三联症"，多以开窍、醒神为主要功能的药物或方剂，称为开窍法。

因开窍药多辛香走窜之性，除以开窍、醒神主治"三联症"外，尚具有涤痰软坚、化毒散结、消肿止痛之效。且又有抗肿瘤、延长生命的双重作用，这种假道开窍醒神并以治肿瘤的方法，柳氏称谓"假途伐虢"用药式。

常用药物有：麝香、冰片、苏合香、石菖蒲等。

代表方剂有：至宝丹、安宫牛黄丸、犀黄丸、苏合香丸、醒消丸等。

方歌：
假途伐虢计，序开二十四。
涤软化散法，消肿止痛顾。
抗癌延生命，双重作用义。
常药石菖蒲，麝冰苏合聚。
代表方"三宝"，"犀黄""醒消"立。

第二十五计　偷梁换柱——软坚散结用药式

癌肿形成后，聚结成块，坚硬如石。根据"坚者削之""结者散之""客者除之"之理，对肿瘤采取软坚散结之法。中医认为，凡具有能软能下的作用的药物、具有咸的滋味的药物，为咸味药。如芒硝咸苦寒，具泻下、软坚、清热之功；牡蛎咸寒，具平肝潜阳、软坚散结之功。咸味药多用于瘰疬、痞块及癌症。气和味是论述和运用中药的主要依据，每一种药都有气和味两个方面，而二者的关系多表现为两个方面：气同味异，味同气异。就软坚散结的咸味药而论，如硇砂之咸苦辛温；硼砂之咸甘凉，海藻、昆布之苦咸；海蜇之咸涩；鳖甲之咸平；土元之咸寒，瓦楞子之甘咸，海浮石、青黛、地龙之咸寒；五倍子酸咸等。因咸有软坚之用，而寒热温凉性的不同，也有不同的软坚散结之效，而至于散结，则常通过治疗产生聚结的病因而达到散结的目的，如清热解毒药治热结；解毒散结治毒结；化痰散结治痰结；理气散结治气结；化瘀药治血结；消导药治食结等。这种以软坚为主，变换散结之药的治疗肿瘤法，柳氏称谓"偷梁换柱"用药式。

方歌：
偷梁换柱计二五，软坚散结用药途。
坚者削之结散之，客者除之乃其理。
清热泻火治热结，解毒散结解结毒。
化痰散结疗痰结，理气散结气结除。

活血化瘀畅血结，消导磨谷愈结食。
软坚为主活散结，治疗肿瘤功效殊。

第二十六计　指桑骂槐——阳中求阴用药式

肿瘤中晚期患者，由于病理变化过度消耗、营养摄入不足，尤其是放疗、化疗损害，津液亏损更为突出，阴液的亏损导致体液内环境失常，癌性的病理变化更趋恶化，除相应的全身症状外，则呈阴虚内热、舌红少苔或舌绛无苔等表现。治疗当以滋养阴液、生津润燥为法。常用药物有：北沙参、天冬、寸冬、玄参、百合、石斛、玉竹、生地、龟板、鳖甲、花粉、黄精、黑芝麻等。实验报道，寸冬、玉竹、花粉、百合、天冬等均有抗癌、抑癌作用。凡具有养阴生津作用的药物称为补阴药。然补阴药多甘寒滋腻，易妨胃致滞，故临床多选用阳中求阴之药，如黄精、枸杞子、黑芝麻等，伍以其他补阴药，柳氏称谓"阳中求阴"用药式。

但众多的养阴药中，这点阴中之阳是制约不了其滋腻防胃之弊的，而伍助阳药，又有助火劫阴之弊，不宜选用。故辅之多含胶质的健脾益气生津之剂，如皮尾参、西洋参、童参、党参、白术、桑葚子、何首乌等。这样，阳中求阴之补阴药，合补脾益气生津药后，则能更好地发挥补阴药的作用，即补而不滞，滋而不腻。

方歌：
指桑骂槐廿六计，阳中求阴用药式。
肿瘤患者中晚期，阴津亏损消体力。
滋养阴津润燥法，二冬百合粉石斛。
沙玄童党西洋参，龟鳖玉竹黑生地。
白术桑葚首乌等，阳中求阴不滋腻。

第二十七计　假痴不癫——健脾益气用药式

晚期癌症若风中残烛，只靠一点先天之气而延生机。蒙之九二怎样由屯之初九演变成，即采取培补后天之本法，即健脾益气法在治癌中的应用。中晚期癌症，常因虚致病，又因病致虚，形成恶性循环。从而导致阴阳互损，气血衰败，精神耗散，病邪猖獗。肾藏精气，内寓真阴真阳，为全身阳气阴液之根本，所以无论阳虚或阴虚，多损及肾元。鉴于助阳药多温爆，有助火劫阴之弊；滋阴药多滋腻，有妨胃之端，故温阳滋阴药在中晚期癌症中尤当慎用。因"元气之气充足皆由脾胃之气无所伤，"脾胃之气既伤而元气亦不充，而诸病之所生。此即肾脏之精的脏腑阴阳之本（包括先天之精和后天之精）。而后天之精来源于脾胃，因此健脾益气法是治疗中晚期癌症的立据之一。这种以培补后天之本，以提高机体抗病能力，是着眼于癌肿的退缩，癌细胞逆转成正常细胞，最终抑制肿瘤成长的方法，柳氏称谓"假痴不癫"用药式——健脾益气法。

方歌：

假痴不癫计廿七，健脾益气用药趋。

风中残烛癌晚期，少许先天延生机。

本法抗癌理有二，培补后天促先足。

癌肿退缩着眼点，逆转为正终抑植。

第二十八计　上屋抽梯—升阳顾中用药式

肠道恶性肿瘤，多由忧思郁怒、饮食不节、久痢久泻、脾失健运、气机不畅、毒邪侵入，湿热蕴结，下注大肠，滞留积聚，凝结成积。虽然毒邪成积为患，但肠道不单纯属于中医的"肠"，而且部分功能属于脏"脾"的功能。因脾主运化，主升清降浊，若脾虚中气下陷，清阳不升，浊阴不降而致腹痛、腹泻、胃纳不佳、少气懒言、动作气喘、形体消瘦，甚则低热、自汗，舌淡苔薄，脉细无力，尤其是直肠癌、乙状结肠癌等，所以予以健脾益气、顾护中气法。如补中益气汤、补脾胃降阴火之升阳汤等。常用药物有黄芪、升麻、柴胡等。

《素问·阴阳应象大论》云："因其衰而彰之，形不足者，温之以气"。堪为甘温以气，顾护中气之理论依据，李东垣认为"人以脾胃中的元气为本"，"内伤脾胃，百病由生"，故力主甘温升阳，补脾益气，制定了补中益气汤、升阳益胃汤等方。脾气内充，升运于上，则有力地促进了脏腑整体的气机升降，使之成为升降运动的枢纽。同时，这也是维持人体内脏恒定于一定的位置，统摄血液环流营运的重要因素。脾为后天之本，气血生化之源，其中州和调，脾土输运，则"阳舒阴布"，五脏安和，生机洋溢。故通过升提固护中气之法，使下陷之中气得复其位。这种首取中州、力主升阳益气健脾，而使水谷之精不断化生，营卫气血逐渐恢复，水津输布日趋恒常，复收升陷助运益气、补血、消肿佳效的方法，柳氏称谓"上屋抽梯"用药式。

方歌：

上屋抽梯计廿八，升阳固中用药法。
忧思郁怒食不节，湿热蕴结肠瘤发。
健脾益气取中州，升阳益胃助运恰。
固护后天生化源，正气来复病自刹。
补中益气升阳汤，灵活化裁功效雅。

第二十九计　树上开花——巧用抗癌药

在肿瘤的治疗中，基本上是按照中医理论，根据癌症早期、中期、晚期的不同及患者的全身情况，进行中医辨证施治。故其主阵是以辨证施治用药，同时配以中医临床或现代研究有抗癌作用的药物。在癌症临床过程中，为了达到药简力宏的目的，除以辨证施药为主体外，还选同时有抗癌功效双重作用的药。这样既达到辨证施药，又具有直接抗癌作用的方法，柳氏称谓"树上开花"用药式。抗癌中草药用药比例虽小，但起到一药双用的功效。例如人参补中益脾，又有抑癌作用；大黄攻积导滞，行瘀通经；又对癌细胞有明显的抑制作用。

常用抗癌药中药分三类：

（1）金石矿物类：砒霜、轻粉、白矾、硇砂、硼砂、火硝、雄黄、冰片、章丹等。

多配制丸、散、膏、丹，不作汤剂。主要用于外治法，局部用药有化腐、蚀疮、解毒、消瘤作用。

（2）昆虫动物类：乌蛇梢、白花蛇、蛇蜕、蜂房、土元、虻虫、全蝎、僵蚕、蜈蚣、地龙、斑蝥、红娘子、芫青、壁虎、蜗牛、鼠妇、石龙子、蟾酥、水蛭、五灵脂、牛黄、麝香、熊胆、猴枣、马宝等。多具攻坚破积、活血化瘀、熄风定惊、祛瘀止痛、解毒消肿、滋补强壮、开窍醒神作用。

（3）本草植物类：这是应用最多、最广的一类药物，也是辨证施治的常用药。以药物分类有以下几类：清热解毒药、软坚散结药、化痰理气药、活血化瘀药、祛湿利水药、消肿止痛药、补虚扶正药等。

经实验室证明有抗肿瘤作用的药物：龙葵、白花蛇舌草、肿节风、鸦蛋子、长青花、山豆根、苦参、墓头回、补骨脂、汉防己、薏苡仁、漆姑草、猫爪草、重楼、拔葜、知母、白英、马钱子、山萸肉、女贞子、予知子、皂刺、石上柏、莪术、冬凌草、半支莲、牛蒡子、农吉利、黄药子、瓜蒌、草河车、虎杖、穿心莲等。

方歌：

树上开化廿九计，巧用抗癌用药式。

中医理论做指导，辨证施治三期立

实验证明抗癌药，按类成诀当熟记。

（1）金石矿物类

砒矾轻粉硇硼砂，火硝雄黄冰章拉。

配制膏丹丸散剂，切莫内服煎汤渣。

化腐蚀疮解消瘤，局部用药效堪夸。

（2）昆虫动物类
蜂房土元虻水蛭，蚣蝎地龙斑鼠妇。
蛇蜕乌蛇白花蛇，芫青壁虎蜗牛立。
牛黄麝香红娘子，猴枣马宝雄胆顾
蚕蟾灵脂石龙子，依症取用巧配伍
（3）本草植物类
该类药物最常选，辨证施治分数款。
清热解毒软散结，化痰理气祛利连。
活血化瘀消止痛，补虚扶正不可免。
（4）实验证明抗肿瘤药物
龙葵马钱子，防己薏苡仁。
重楼山豆根，白英莪知母。
故纸白蛇草，皂针予知子。
半枝穿心莲，虎杖黄药子。
莪肉草河车，苦参女贞子。
瓜蒌冬凌草，拨葜牛蒡子。
漆姑石上柏，墓头农吉利。
肿节猫爪草，长青鸦蛋子。
临床如新现，均可灵活取。

第三十计　反客为主——主辅配伍用药式

"反客为主"属"并战计"范畴，全是用来对付友军的。在封建兼并战中，都是阴毒之极的反常之举。而在中医临床用药中，则引伸为主客并用之法，即药物的"七情和合"配伍格局，柳氏称谓"反客为主"用药式。药物的配伍得当，对抗癌疗效有着极重要的关系。概括起来有以下几种格局：

1. 相类性配伍（又称相须配伍）

是利用它们的共性来增加药效的配伍法。如人参配黄芪——补气；大黄配芒硝——泻下通便，附子配干姜——回阳救逆，双花配连翘——清热解毒。以上这些配伍是主客配合的格局。

2. 相对性配伍（又称相须配伍）

是将两种性质功效不同的药物配用，包括寒药与热药并用；补药与泻药并用；升药与降药同用；散药与收药同用。这是一种很有意义的配伍，看上去两药处于对立、"相反"的地位，通过相互排斥、斗争，又彼此相成。这种配伍在他们的相反相成中，可以收到其中一味药收不到的效果，这种效果叫"反佐"。例如黄连苦寒，肉桂辛热，二药合用皆非安神之品，但在治疗心火偏亢之证时，往往用之，名曰交泰丸。方中川连平泻心火，以制偏亢之心阳；反佐小量肉桂，导心火下交于肾，心肾交泰病臻痊愈。再如枳实消滞理气以治脾虚食滞，白术补脾益气治腹胀脘痞，一消一补，则补而不滞，消而不散，祛邪不伤正，扶正不留邪（如枳术丸）。如消化道肿瘤患者，腹胀较甚者用枳壳伍白术，可加强理气，消痞、宽中的作用。再如气机不畅、胸闷咳嗽之证，用枳壳下气宽中，桔梗开宣肺气一升一降，有利于气机通畅（如柴胡枳桔汤）。它如干姜温散寒饮，五味子收敛肺气，一收一散，既能散寒化饮又不致耗散肺气太过，收敛得温散则照顾肺气又不致留邪，以治寒饮咳嗽。这是散中收敛、开中有合的配合之妙（如小青龙汤）。

3. 相辅性配伍（主辅配伍）

一药为主，它药为辅配合以提高疗效的配伍方法。如半夏配陈皮，由于痰性黏滞，陈皮有行气之功，可助半夏燥湿化痰之用，即化痰结合理气法的应用（如二陈汤）。再如木香配槟榔，因木香行气，促进胃肠活动功能，有助于槟榔行滞化积，增强其导滞通便功效。又如茯苓配桂枝，阳虚不能化水，湿为阴邪，得阳则化，桂枝通阳化气，以增强茯苓化饮利水之功。

4. 相制性配伍

利用一种药物的作用，抑制或消除另一药物的毒性或烈性，或缓和另一药物的过偏之性。

如半夏伍生姜：生姜可解除半夏的毒性，增强止呕作用；芫花伍大枣：大枣可缓和芫花对胃肠道的刺激，减少反应，利于逐水；附子伍白芍：白芍防止附子的过燥伤阴之弊；熟地伍砂仁：砂仁防止熟地滞腻妨胃之性；乌头伍蜂蜜：蜂蜜可减少乌头热性烈性，并增强乌头止痛作用；石膏伍炙甘草：甘草防石膏寒性伤阳致泻之弊；大黄配炙甘草：甘草防大黄过下伤正之弊。例如马钱子有一定的抗肿瘤作用，但有毒性，而配甘草、麻油即可减低其毒性；夏枯草软坚散结而用于抗癌，但量大苦寒戕伐中阳而影响脾胃消化功能，故临床多合大枣、甘草同用，以减少其副作用。

5. 其他形式的几种配伍

（1）就药物气味而论：

①辛甘温药并用：通过辛甘温补阳的作用使阳生阴长，叫着"辛甘化阳"局。

多用于阳气虚弱兼阴液不足之证。代表方剂如桂枝甘草汤。

②酸甘药并用：通过酸甘敛阴滋阴的作用，使阴液渐生或阴液日长而阳亢日消。称"酸甘化阴"局。多用于阴液不足、阴虚阳亢之证，代表方剂如芍药甘草汤。

③辛苦并用，通过辛味药开宣胸脘痰湿热气滞，苦味药清泄胸脘湿热，使胸脘宽舒，胃气和畅，称为"辛开苦降"局。多用于湿热阻滞胸脘而致痞满呕吐等。如半夏配黄连之泻心汤类、半夏配黄芩的小柴胡汤类。

④寒热并用：通过热药治其寒，寒药治其热，以治疗寒热错杂之证。称为"寒热平调"局。代表方剂有乌梅丸、黄连汤等。

（2）从药物的作用特点而论：

①滋阴降火：滋阴药与降火药并用，常用于阴虚火旺证。如知母配黄柏。

②凉肝熄风：清热凉肝药与熄风药并用。如羚羊配勾藤。

③刚柔相济：辛苦温燥药与阴柔寒润药并用。既发挥作用，又

不过偏，如真武汤中附子配白芍。

④动静结合：滋补性守药与通行善行药并用，如补血药与补气药并用，以调气血不和。如当归与熟地、川芎与白芍，一动一静。

(3) 从脏腑、气血而论：

①脏腑兼顾：根据脏腑关系和证候表现，治脏药与治腑药并用。如食欲不振（胃失纳），用砂仁开胃治腑；消化不良（脾失运），用白术健脾治脏。代表方香砂六大君子汤。

②气血失调：气药与血药并用。如川楝子理气，元胡化瘀，二者合用名金铃子散以理气行血止痛。

(4) 从证候病位而论：

①上下结合：以治因火热上炎而致的吐衄、便秘。如川连清上炎之火，大黄通下焦之火。代表方剂如泻心汤。

②表里同用：治表药与治理药同用。如麻黄配石膏。代表方剂麻杏石甘汤。

(5) 从治疗方法而论：

①调和营卫；桂枝调卫，芍药和营，代表方剂桂枝汤。

②补火生土：故纸配肉蔻的二神丸治肾虚泻泄。

③补气生血：黄芪配当归的当归补血汤。

方歌：

反客为主计三十，主辅配伍用药取。

七情和合调得当，用之抗癌疗效奇。

(1) 相类性配伍：

利用药之共性，增强药效之法。

人参伍芪补气，大黄合硝泻下。

附子干姜回阳救逆甚好，双花连翘清热解毒堪夸。

主客配伍格局，增强疗效非差。

(2) 相对性配伍：

两种药物配用，性质功效不同。

例如寒热补泻，升降散收同行。
视之两药对立，实取相反相成。
能收特别效果，"反佐"乃其法名。
黄连肉桂交泰，枳实白术宽中。
干姜五味酸收，汤名小小青龙。
（3）相辅性配伍：
一药为主它药辅，配合使用效更著。
半夏陈皮化黏痰，木香槟榔通导滞。
桂枝茯苓温化气，利水之功益得助
（4）相制性配伍：
一种药物堪利用，抑消另药毒烈性。
生姜可解半夏毒，大枣缓冲芫花性。
白芍附子柔济燥，砂仁熟地防腻静。
白蜜乌头除烈热，止痛作用亦兼共。
石膏大黄配炙草，防寒伤阳下伤正。
（5）其他形式的几种配伍：
①就药物气味而论：
辛甘化阳桂甘汤，酸甘化阴芍草方。
辛苦并用泻心小，寒热同使乌连汤。
②从药物的作用特点而论：
滋阴降火知柏用，凉肝熄风羚钩藤。
刚柔相济附子芍，动静结合亦须明。
当归熟地乃其例，又如白芍与川芎。
③从脏腑、气血而论：
砂仁开胃术健脾，香砂六君汤名取
元胡化瘀楝行气，金铃子散方名举。
④从证候病位而论：
上下结合泻心汤，吐衄便秘服之康。

表里同治代表方，当取麻杏石甘汤。

⑤从治疗方法而论：

调合营卫桂枝汤，补火生土二神方。

补气生血何所取，堪用当归补血汤。

第三十一计　美人计——书画养生法

癌症病人在综合治疗中，除接受医药治疗外，尚采用娱乐与膳食疗法。柳氏称谓"美人计"用药式。

娱乐疗法名目众多。通过这些活动，增进人际关系，确立社会环境之间的正常关系，克服病人逃避环境、孤僻、衰退、离群独处等病状，减少生活的单调和苦闷，提高病人的兴趣和热情。

而这些疗法，远非单纯的精神方面的康复手段，作为四大国粹的中医、书法，人们惊异地发现二者有更新的内涵。把书画作为一种非药物疗法，纳入中医医疗体系中。

对书法与疗疾的关系，古人有很多精辟的论述，如黄匡云："学术用于养心愈疾，君子乐之。"何齐璠云："书者，抒也、散也，抒胸中郁也，故书家每静以无疾而寿。"说明了善习书法，不仅对调节人体高级精神活动有着积极的作用，而且作书时能提调节全身五十多开肌肉和三十多个关节的联合运动。中医学的精髓是整体观念和辨证施治。而书法的作用，也体现了这两个特点，笔虽在指下，但气聚于丹田，运行于周身；意虽在笔间，思却在心、脑，动中有静，静中有动，形神合一。点与线，局部与整体，人体与自然构成了和谐的美。阴阳乃中医八纲辨证的总纲，书法五体亦有如下的分类：楷书、隶书、篆书属阴。楷书为阴中之阴；篆书为阴中之阳。有纳气归元、蓄积阴气、减少消耗的作用，适合于阳证之人习之。行书、草书属阳。行书为阳中之阴；草书为阳中之阳。有激发阳气、运行气血、推陈致新的作用，适于阴证之人习之。

故此，运用书法疗法一是预防疾病，书者可从楷书或隶书入

六、柳少逸《人癌之战与三十六计》方歌

手，循序渐进。二是在书家指导下防治癌症。阴虚阳旺证，进行楷、隶、篆的书体练习，以抑其浮阳之气；而阳虚阴盛或气郁之证，可通过行草书体的练习，从而激发人身之阳气，推陈致新。

膳食疗法，要根据病情而辨证施食。尤其对病中食物的选择，必须符合辨证施治的原则，即食物要与所用的药物相一致，或互相辅佐。食物也同具有四气五味和归经的性质，所以通过辨证，全面掌握病人情况，再结合天时气候、地理环境、生活习惯等变化，对病人进行辨证施食。这是中医营养学的特色之一。选配膳食要因病而异，不能千篇一律。如辨证为毒雍盛热、邪火炽烈之时，患者出现热证、热象，就不能用温热性食物补品，如桂圆、荔枝、鹿肉、人参、羊肉、大虾等，而可以吃有清热解毒作用的蔬菜，如蕺菜、马齿苋、东风菜、荠菜等以及偏凉的鸭肉、芦根、芦笋等。又如病人手术后，脾胃虚弱、纳少、腹胀、便溏等属于中医脾虚气亏现象，就应给以健脾和胃的食物加以进补，如山药、茯苓、莲子、麦稻芽。

方歌：

三十一计美人计，书画养生喻含趣
学书养心愈疾乐，舒胸散郁寿增益。
气聚丹田行周身，意虽在笔芯脑悟。
静中有动动中静，形神合一功法系。
辨证论治整体观，中医特点均备具。
楷隶篆阴行草阳，习练阴平阳又秘。
持之以恒勤学练，定能健身病防治。
膳食疗法同为重，合理选择有要义。
热证不可进温补，肥甘厚味当知忌。
术后脾胃气虚者，进补麦稻莲苓薯。

第三十二计 空城计——音乐导引法

音乐，开始并不是艺术，它不过是一种巫术。古代巫师是唱着咒语来为病人治病，说明音乐一定程度渊源于治疗。由于音乐和医学之间这种关系，在20世纪50年代产生了一门新的学科，叫"音乐理疗学"。临床实践于20世纪60年代的美国，20世纪70年代在国际上得到广泛的应用。然而在中医学上，音乐在医学上的应用，则源远流长，可溯源于殷周时期。《周易》《内经》等古典著作中均有详尽的文字记载。音乐导引，是利用乐曲的不同调式和不同节奏节拍的旋律，作于人的听觉器官，从而达到补偏救弊、平秘阴阳的作用的一种疗法。是属于非药物疗法范畴，柳氏称谓"空城计"用药式。

方歌：

空城之计好，三十二序讨。
音乐导引法，师古却病条。
同声相应义，协调一致保。
星球日旋转，地球月汐潮。
植物之生长，人类生息晓。
天人本相应，万物一理找。
具体运用论，五音方式调。
角徵宫商羽，依次配脏巧。
每类分三亚，太、少、正明了。
辨证施治用，五点不可少。
顺季施乐法，脏腑性情捣。
补母施乐方，亢害承制摇。
泻子施乐谋，均可用为考。
田园、洞穴、森林法，癌症康复非药疗。

第三十三计　反间计——心象法

心象法，属意守，存思法范畴。是以"松筋缓节心调和"结合"意守""存思"，发挥癌患者自身的积极作用，改善自身免疫功能，而使癌细胞逆转成正常细胞的一种信息方法。是"疑中之疑"原理心理疗法的应用，我们称谓"反间计"用药式。①找一间宁静舒适、光线柔和的房间，把门关好，坐在高度合适的椅子上，双脚平放，闭上双眼。②逐渐注意呼吸③缓慢进行深呼吸，当呼气时，默念"松弛"。④将意念集中在面部，体验面部和眼睛周围的肌肉紧张，并把这种紧张描绘成心象—好像一团打了结的绳子，或是握紧的拳头，然后使心象舒展，松弛怡然，绳团变成了柔曲的橡皮筋。⑤体验面部和眼部肌肉逐渐松弛，这时有一股松弛的波动感传遍全身。⑥绷紧面部和眼部肌肉，咬紧牙关，然后全部放松，感到全身舒展，有飘飘欲仙之感。⑦进一步放松全减，从颈部向下至双脚，依次是颌、颈、肩、背、上臂、前臂、胸、腹、大腿、小腿、踝、脚，全身每一部位紧缩与放松都伴有心象的改变，先形成绷紧的心象，然后再放松。如此这般，循环往复，直至全身放松，舒适。⑧现在，你的心象是心旷神怡的自然景象，意念中出现了五彩绚丽、莺歌燕舞的奇异的梦幻世界。⑨保持绮思的心象，使松弛进一步深化，这种自然放松状态持续 2～3 分钟。⑩心象中出现真实的癌肿或是肿瘤的特征符号。想象癌肿的结构是一群非常脆弱，排列疏松而杂乱的细胞，并记住自己的身体在过去的时间里曾千次万回地杀死过癌细胞。现在，你将依靠自身的免疫系统恢复足够的功能，杀灭癌肿。如果你正在治疗中，可用一种你所了解的方式，将其呈现在心象上。例如：你正在接受放射治疗，心象中可呈现无数具有很强杀伤力的子弹，射向前面的每一个细胞。正常细胞能够恢复正常，而本来就脆弱、疏松、杂乱的癌细胞，被击得粉身碎骨。如果患者正在接受化疗，心象呈现药物进入体内，汇入血流。想象这是剧毒药物。正常细胞健壮且明智，决不会饮药中毒；而癌细胞做贼心虚，又很脆弱，不消片刻，他们饮毒少许，却即刻完蛋，被排出体外。想象自身的白细胞开入了癌细胞侵占的一切领地，识别出一切异常细胞，并消灭之。想象出癌症病灶正在萎缩。你可以看到，被杀死的癌细胞被白细胞拖走，通过肝、肾进入粪便和尿液，最后被排出体外。无论身体的哪个部位出现疼痛或其他毛病，则想象出白细胞大军立即开进那里，消炎去痛，打扫战场，身体恢复健康。想象自己逃离虎口，重获自由，精神抖擞。想象自己正在接近生活目标，亲人和蔼，悉心照料；朋友及周围的人们也变得亲切有趣。这段时间集中想象生活中的美好情景。大大赞赏自己参与自身康复的精神和所创造的奇迹。最后，眼睑肌肉缓慢松弛，准备睁开，意念慢慢回到现实生活中来，每天务必进行3次。

只要你在练习过程中能够做到全身松弛，情绪紧张消失，有飘飘欲仙之感，那么心象终归会出现的；不必给自己规定达到目标的时间，一切顺其自然。俗话说"信则灵"，这可是问题的关键所在。

方歌：

反间计，三十三；心象法，功效专。

属意守，存思间。"信则灵"不一般。

相象律，十八端。身轻松，情绪宽。

顺自然，飘欲仙。若详趣，将书参。

第三十四计　苦肉计——打击康复法

一些早期癌症或浅表部位的癌症，如早期的乳腺癌、宫颈癌、肺癌、肠癌甚至于早期肝癌，局部切除和控制是治疗主要方面。而上、中段食管癌、鼻咽癌，手术不好作，就以局部放射治疗为主。另外一些肿瘤，如恶性淋巴瘤、白血病、滋养叶细胞癌、成骨肉瘤等，常极易发生远处转移，或者罹患部位较广，这就要考虑全身整体治疗，常以全身化疗为主，同时，对局部病灶也要及时处理。在治疗中，局部和整体要互相兼顾：一侧重于局部，如手术、施疗、局部化疗或局部中药外用；一侧重于全身治疗，如免疫疗法、全身化疗、中药治疗及气功疗法、支持疗法等。

这种以局部伤害与整体治疗兼顾并有所侧重的治疗法，柳氏称为"苦肉计"用药式。局部伤害法指西医三宝——放疗、化疗、手术。这种用药式，是中西医结合治疗，要有计划、有目的地进行，并且要根据病的具体情况而制定不同的治疗方案，不可强求一律的模式。是中西医各种有效治疗手段的结合，要选取最优方案，充分发挥中西医结合治疗的最大效果。首先要了解病人病期的早晚、病理类型、患病部位及病人精神状态、免疫功能状态等情况；同时对病人的营养及环境条件，抓住各个阶段的主要矛盾，不断调整治疗方案和方法。

方歌：
三十四乃苦肉计，打击康复疗法义。
癌症早期位浅表，局部整体治兼顾。
局部伤害西三宝，放疗化疗手术具。
全身疗法重整体，免疫、中药功支持。
各段主要矛盾抓，适时调整病可愈。

第三十五计　连环计——癌细胞逆转法

中医药治癌，总的可分为内治法和外治法两大类。内治法主要是按辨证施治原则服汤剂及有效的单方、验方等；外治法即通过药物，直接作用于肿瘤局部或通过体表的经穴或有关部位外部治疗。中医药治疗还包括针灸、气功等众多的非药物疗法。所以中医药的多种疗法综合运用抗癌，柳氏称为"连环计"用药式。例如中医根据疾病的不同阶段、不同病因病机，恰切地运用清热解毒法、活血化瘀法、化痰祛湿法、以毒攻毒法、扶正培本法等，总的都是立足于转化。方法不同，但目的是一致的，所谓转化，即"将多兵众，不可以敌，使其自累，以杀其势"之意也。即运用连环计，化敌为友，化敌为我，化消极因素为积极因素，做到局部与整体兼顾，辨病与辩证结合，扶正与祛邪结合，避免玉石皆焚，大量正常细胞的无谓牺牲。连环计用药式，着眼于"间变"，立足于癌细胞再逆转成正常细胞。根据事物相互转化的辩证法，说明矛盾的双方依据一定的条件各向着相反的方面转化，所以，中医认为癌细胞有其双重性。它绝不是铁板一块，没有变化的。它也有生存死亡的客观规律，它也有从量变到质变的过程。既然"间变"细胞系统有两种可能性，既可以进一步过度恶变到癌细胞，也可以再逆转为正常细胞，即使已经形成癌细胞，在一定条件下，也可以使它失去某些恶性的特征，出现正常细胞的某些特征，显示出逆转的趋势，简而言之，对癌细胞同时采取防治和促其逆转的方法，柳氏称谓连环计用药式。它是根据"外因是变化的条件，内因是变化的根据，外因通过内因而起作用"哲理，形成连环计用药式的。

同时，气功的放松和意守密切结合的气功疗法，以意领气，促使癌细胞的逆转；其他森林疗法、娱乐疗法等也是立足于促进逆转，常收到抗癌药物所起不到的良好效果。

现代科学大量资料说明，癌细胞不但能防治，而且也可"改邪归正"——逆转成正常细胞。如苏联学者研究表明，癌症是一种细胞基因调节系统的病变。在他们的实验室中获得了正常细胞与癌细胞的杂种。通过这种杂种细胞与正常细胞一样，也就是说，致癌基因的活性在其中受到压抑或者被封阻。并表明有这样的逆向演变，即癌细胞有一部分可以转化为正常细胞的基因型或表型，然后癌细胞的恶性为部分丧失或全部丧失，这样癌细胞变成良瘤，或以后被免疫系统歼灭。

方歌：
连环之计三十五，癌症细胞逆转途。

中医综合疗法众，详见各计前所述。
局部整体要兼顾，辨证辨病结合施。
内治外治法不同，扶正祛邪为目的。
气功按摩针灸等，逆转正常合哲理。

第三十六计　走为上——气功自控疗法

气功自控疗法是通过气功锻炼，达到能够控制自身机能稳定的，在适中程度而有益于克服自身疾病的一种方法。尤其形式身法疗效尤佳。又分强身法、调肾法、调肺法、调脾法、调心法等。其特点是在行走状态下作气功锻炼，对癌症有一定的疗效。其中还有治癌的三种特殊功法：吹息速行法、嘘息开合法、呵息吐音法。尤其是癌症初期，吹息速行法是一种行之有效的功法。柳氏称谓"走为上"用药式。

吹息速行法是调息补气功的补充功法。吹息速行以强肾功为基础，根据速度的不同，又分快速、中速、慢速吹息法三种。

例如太极拳疗法、八段锦疗法也列为此式中，亦是癌症康复的疗法之一。

方歌：

走为上计卅六条，气功自控疗法晓。
治癌特殊功法三，吹息嘘息吐音好。
形式身法疗效佳，强身肾肺心脾调。
中华养生益智功，道、儒、佛、医、武功讨。
理法并重寓哲理，防治诸病功非小，
治愈癌症系明证，太极、八段亦康保。

跋

  中医药编诀，历代有之。因其易于记忆，便于利用。为振兴中医，本人撰写了《名医良方编诀》——张锡纯《医学衷中参西录》与柳少逸、蔡锡英合著的《人癌之战与三十六计》之方歌，既是初步尝试，又系引玉之砖，谬误难免，谨请同道斧正。

  本书付印之际，对诚切关照，热情支持我之编诀的著名中医柳少逸、蔡锡英夫妇及协助抄写、校版的李秀莲中医师、董浩中医师，深表感谢。

李明忠

1995 年 11 月 21 日

七、邹平县三位名中医简介

李明忠

邹平县地灵人杰，名医辈出。据县志载，仅清代名医就达三十多位，民国时期及以后也出过二十多位名医，兹简录其中三位较响盛名者，以飨读者。

（一）赵聘三和《摄生心法》

赵聘三，字伊堂，号希珍，本县明集乡兰芝里村人。生于1897年，卒于1942年。

少年随父仕读（父赵沅，清贡生）。后入青州师范学堂读书，然因家境贫寒，无力供读，肄业一年遂辍学。1915年返本县教师讲习所学习一年。结业后，先后在明集乡之段桥、罗圈、宋家等村教学。于1923年因母年老多病，深尝求医之难。为救亲疾，乃至于从教之暇，兼习岐黄之术。1926年秋，赴章丘县辛寨济和堂药店坐堂行医，为时九载。1940年经报考获准，赴天津行医。诊余之暇，不顾疲劳，夜以继日，著书立论，因积劳成疾，医治无效，于1942年与世长辞，终年45岁。

医德遗风

赵先生饱受家境贫寒，倍尝穷人求医之苦，决心以解除病人疾苦为己任。他常说："医关民生，其道重矣。"他非常注重医德，诊病热情周到，对病人体贴入微，时助资药。病愈后概不受馈，拒绝招待。由于医德高尚，加以治病有方，因此远近慕名而来就医者络绎不绝。

医学成就

赵先生非常关心中医学之兴衰，主张"读古书""明是途"。他说："古今东西先进家邦，莫不汲汲于是道，惟吾国文化落后，医道废弛，不但未见神农、黄帝、扁鹊、仲景之医术，而数圣所著《本经》《内经》《难经》《玉函经》《伤寒经》等，亦罕有解之者。历观古籍，细详新说，益见吾邦为文明古国之破产者，医术其一征也。故欲明是途，须读古书，秦汉下作参考，不可奉为圭臬也"。先生的学术思想，是广集各家之长，毫无门户之见，师古而不泥古，讲究实效，启迪后学。

赵先生对中医经典医理，精解娴熟，擅长内、妇科，专于温病、痘疹之术，理论精熟，经验丰富。他结合多年来的临床实践，写成《摄生心法》一书。其著述指导思想为："余所以藉著书，作读书之唯一工具也。……使习是术者可循序渐进……取才务求显亮明了，治法悉凭经验心得，由浅入深，由近及远，由粗及精，由显及策"。全书共八卷，卷一为医德。脏腑、经络、四诊四篇；卷二为伤寒、瘟疫两篇；卷三为血证、针灸、眼科三篇；卷四为妇、儿科、痘疹三篇；卷五至卷七为内科杂症，以表里、寒热、虚实分类，论述病症达70余种；卷八为十二方剂，经验方众，药性使用三篇。书据经守典，广引诸家，立论精要，颇多阐发，各有不少独特见解。每篇分先立论，后精析释。其理论精纯，载方较全，确是一部较有价值的手抄珍本。

本书卷首有名人题词："见道之言"。梁漱溟拜题（时为邹平县乡村建设研究院院长，新中国成立后任全国政协委员、常委，已病故），"仁心仁术"丁丑夏陈亚三拜题（时邹平县乡村建设研究院副院长，颇精岐黄术），"医学津梁"马守义（时济南挂牌名医，通晓中医学。）各题词不仅寓意耐人寻味，且书法均见功底。

附：《摄生心法》原序

医关民生，其道重矣。古今东西之先进家邦，莫不汲汲于是术。惟吾国文化落后，医道废弛，不但未见神农、黄帝、扁鹊、仲景之医术，而数圣所著本经、内经、难经、玉函经、伤寒论等，亦罕有解之者。历观古籍，细评新说，益见吾邦为文明古国之破产者，医术是其一证也。故欲明是途，须读古书。秦汉下作为参考，不可奉为圭臬也。语云：取科其上，仅及平中。以古树玄言奥义，殊难穷究。吾之聪明才力，实属非薄也。书且不解，遑敢言著，不过藉此攻苦，以与既玄且奥之精深医术共朝夕耳。著书固须攻读，而攻苦亦难著书。开卷取材注意于疑难，提笔作书务求于精详。良以医人事微，不善而为害尚浅，医医任重，有误则造孽殊深。事必至理固然矣。若徒卖求治，直地盘主义也。封建食场也。读书得此地盘食场，便无攻苦之必要，谁复欲自苦耶，长此一往，医术日陋，进则害人，退则害己。余所以藉著书作读书之唯一工具也。兹集凡一百二十卷为一部，每岁计作四卷，三十可以完成。期间砥砺功深，未必独造一境之希望，非断以温饱计也。同是一般科耳，不过义有精粗，理有深浅，注释引证者难易耳，使习是术者，可循序而渐进，如学童有小初中而高中大学，其科学一级高一级也。起首八卷，取材务求显亮明了，治法悉凭经验心得。由浅入深，由近及远，由粗及精，盖八卷为是集显近精浅之发轫，至六十四卷，方为此书深远精微所告终时。

  民国二十三岁次癸酉仲春邹平赵聘三于济和堂

（二）李伯谦先生传记

  李伯谦，字敬恭，本县里八田乡吴庄村。生于 1902 年 2 月，15 岁始在本村荣庆堂药铺当学徒，并始研习岐黄之术，深得其道。曾先后在九户慈善医院，济南钟楼寺受聘行医。李先生一生谦虚谨慎，勤奋好学，谙熟内经、伤寒、脉经、本草等典籍诸说。精于内、妇、儿各科。医术精湛，善治各种疑难杂症。1955 年在本县参加卫生工作，1956 年去省中医进修班深造。有感于党的中医政策之英明，1962年将自己40年之临床经验、验方、秘方全部献出。他在中医治疗胆道蛔虫、阑尾炎、乙脑等有独到之处。常能力挽危疑，给人以再生之福。他不善辞令，为人温雅和蔼，每诊必详细询问，深研其理，治法用药严谨。如遇疑难危证，必亲切解释，给病人以精神安慰，每治颇多应验。四方求其诊治者，每日应接不暇，在群众中久负盛名，实属名医之列。晚年虽身患疾病，仍坚持诊务。对中医工作兢兢业业，毫无怨言，为广大干部、群众所崇敬。他1954年当选为人民代表，1955年当选为齐东县人民委员会委员，1960年当选为邹平县人民委员会委员，1957年聘为中华医学会会员，1960年在本县参加群英会授奖，1963年3月获邹平县人民政府物质奖。历年被评为先进工作者。1972年病逝，终年70岁。

附：《李伯谦中医经验介绍》

1962年本县曾整理有《李伯谦中医经验介绍》资料一卷，计15种病，二十九方，附有部分病案，颇详细。兹择其一二，略示其术，可见一斑。

患者张成俭，男，48岁，本县位桥乡西码头人。自诉26天前患头痛、右眼痛、胁下痛，特别右肋下疼痛较剧，发热呕吐，经当地医生治疗数次不效，且病情加重。见舌苔厚腻微黄，脉弦有力。初诊：肝郁湿热蕴结（传染性肝炎伴发胃炎），加味茵陈汤两剂大效，6剂痊愈。

处方：茵陈10g　栀子10g　川军10g　郁金6g　连翘15g　槟榔18g　柴胡10g　青皮15g　枳壳15g　甘草6g　陈皮15g，水煎服。

乙型脑炎治疗验例

治疗原则：①清热；②解毒；③养阴；④镇肝熄风；⑤芳香开窍、芳香化湿。

杜元行，男，11岁，本县九户乡杜家村。9月6日入院，当晚用青霉素，链霉素对症治疗。7月中医参加会诊，父代诉；患者在6天前开始头痛，剧烈如劈，发热39～40℃之间喷射性呕吐二三次，辄昏迷不语，经当地医生治疗无效，逐渐加剧，故来医院治疗。入院时患者已深度昏迷不醒、呼吸粗迫、项背强直、口噤、小便失禁、阵发性抽搐、痉挛、脉象弦数。化验血常规：血色素13.5g、红血不过460万、白细胞12500，分类：中性76%，淋巴20%，火单核4%。

诊断：瘟毒深入由气入营、肝热生风。主用苦甘寒清火解毒，芳香开窍，镇肝熄风，白虎清瘟解毒汤加减：生石膏50g，知母10g，黄连6g，双花15g，连翘15g，生地15g，蝉蜕3g，丹皮6g，生石决明18g，甘草6g，钩藤6g。水煎，频频灌服。

外加羚羊粉1.5g冲服，安宫牛黄丸2丸研冲服，止痛散1.5g冲服，一剂稍效，二剂轻，三剂后神清能语，经治疗5天病情大有好转，第6天患者小便不利，大便三四天未通，舌苔黑，小腹有压痛，为郁热下移，影响了膀胱功能，新斯的明1cc肌注，中药以消炎活郁利窍剂：鲜芦根24g，茵陈10g，通草1.5g，川军3g，桃仁6g，双花15g，栀子6g，甘草2g，一剂后尿通，大便未通，舌仍燥黑，少服仍据按，上方去川军，加生地15g，枳壳10g，连用5剂后诸症消失，痊愈出院。

治噎膈经验方

浙贝母12g，代赭石18g，降香10g，麦芽15g，甘草6g，麦冬15g，枳壳15g，蒌仁10g。水煎服。如噎膈有痰涎或痰中带血丝时，可兼服下药。

七朋鸡公丸：汉三七6g，鸡内金6g，月石3g，浙贝母21g，蜈蚣一条焙，上药共为细末蜜丸成10丸，每服一丸。

治破伤风经验方

荆芥15g，防风10g，姜蚕10g，蝉蜕15g，当归15g，白芍10g，甘草10g，钩藤10g，白芷10g，乳香10g，南星6g。水煎服6

小时一次，药后出汗为效，同时冲服心痞散。

心痞散：适应口噤，角弓反张抽搐痉挛等。

全蝎4.5g，蜈蚣15g焙焦研末，再入朱砂2.4g同研细粉，同上药冲服。

（三）张介人先生传记

张介人，又名张本一（1988年—1976年），本县邹平镇黛溪村人。自幼上学，1907年下学后在家务农。目睹村民有疾，求医艰难，立志学习中医，以求为群众解除疾苦。他在农忙之余，想尽方法广泛阅读医书古籍，刻苦学习钻研医理医术。历数酷暑严冬，终得医理之奥秘。26岁始便为村民疗疾。在治疗中常思其过，寻其正，总结经验，医术日臻娴熟。29岁赴省城济南，经政府中医考试合格后，在济南纬一路挂牌行医。43岁被崇庆堂药店聘请为眼科专医。1955年在本县参加城关联合诊所。张先生有较深的理论基础和丰富的临床经验，尤其对眼科一门，更为专长，治愈不少疑难病症，如1958年本县孙镇公社坡庄村王春祯之女13岁，因双目失明，曾先后到青岛、潍坊、张店等各大医院治疗，均无效。后来回本县请介人先生诊治，服药治疗40余天，竟痊愈了。自此以后，先生名闻遐迩。故投其治疗眼疾者，远至周村、张店、章丘、济南等不计其数。张先生晚年将自己在几十年的治疗眼疾的经验整理记录在自己的札记中，共四册，记载颇详细，现有后人保存。张先生生性容人严己，团结同仁，情平温和，态度和蔼。对病人总是竭尽全力，认真负责，急病人所急，想病人所想。特别对一些疑难杂症患者，诊后常念念不忘，这在其札记中都有真实的记录，实在令人敬佩不已。斯时年过花甲，仍经常出诊为病人解除病苦。不管病人三五十里之远和邻近庄村，随到随诊，对找到家门的患者，放下碗筷就为病人诊治，从不推辞。在单位工作，勤勤恳恳，任劳任怨，1969年患中风半身不遂后，仍坚持为病人看病。张先生一生以济世活人为志,裨益苍生,实为医林中少有者,故以记之以表之。

1976年12月病重去世,享年87岁。

附:张介人先生治疗眼疾经验三案

(1)孙万友,男,26岁,公社干部,长期下乡工作颇忙,1962年3月16日来院检查眼疾,见右目有一赘肉,其状主蒂大,很细,其色紫自觉无甚痛楚,余即立方消蚬保和丸作汤剂连服5剂,时至22日又行检查,见赘肉消退瘦薄,即改换凉膈清脾饮一剂,夜寐,无形脱落,24日复来检查,即告停药,无复来矣。

(按:此病过食煎炸炙煿,以致食气化毒,火气上攻之故也。)

(2)1962年11月20日李德业之母,53岁,柳泉人,来院检查眼疾,忧虑郁怒肝肾郁结以致内障昏蒙,视物模糊,右眼白翳,头晕珠胀,眶骨及额骨脑部作痛,两眼睑常欲垂,羞光,余拟一方疏肝解郁兼养精除湿二剂:茯苓12g,女贞子12g,炒黄柏10g,杞果10g,车前子10g,菟丝子10g,五味子10g,麦冬10g,莲子10g,炒枣仁10g,当归10g,二决明各10g,槐花10g。水煎服,23日复来诊,自述各处疼痛减轻,惟视物及起睫无力,余再拟方两剂:玉竹12g,云苓10g,女贞子10g,炒黄柏10g,车前子10g,菟丝子10g,麦冬10g,杞果10g,莲子10g,肉苁蓉20g,旱莲草10g,当归10g,川连4.5g,茵陈10g。水煎服。26日复诊,药后自述好转,视物仍不清,另拟一方两剂:玉竹12g,茯苓10g,女贞子10g,菟丝子10g,车前子10g,麦冬10g,杞果10g,柴胡6g,当归10g,炒枣仁10g,甘草10g。水煎服。29日来人口诉病者大有好转,余以原方增减二剂:玉竹12g,云苓10g,女贞子10g,菟丝子10g,车前子10g,麦冬12g,杞果10g,归身10g,柴胡10g,草决明10g,炒枣仁10g,甘草10g。水煎服。12月14日来院复诊,自述头晕,眶骨及额骨脑部、珠胀均无痛弊,眼睑有力,睡眠亦足,余检查瞳光后,内障未除,故此视物不清,余即拟方二剂:

车前子12g，菟丝子12g，五味子10g，麦冬10g，女贞子10g，槐花10g，二决明各10g，生白术10g，茯苓10g，杞菊10g，旱莲草10g，甘草10g。水煎服。18日李德业之母来院自诉痊愈，余即检查告捷。

（3）1969年6月19日，成延江，男，34岁，郭庄人，来我家治疗眼疾。见其右目风轮际乾兑位围绕赤线一横条上，有白膜一道，书云：四围红者肝经热也。该病虽不四围而在乾兑位全珠可占四分之一。作拟方如下：胆草12g，甘菊10g，赤芍10g，桑皮10g，生蒲黄7.5g，生灵脂7.5g，丹皮10g，黄芩10g，生石决明粉12g，生地12g，车前子12g，桔梗7.5g。水煎服，二剂无复发。后经调查，药二剂服后病自除无恙，继则母亡料理丧事，病无复发。

张介人先生治疗胬肉侵睛经验方：

这些年来，每遇玉粒侵睛或皆红白，胬肉侵睛用它方无效，俱用审视瑶函治状若鱼泡一方，名玄参饮，未介绍还能医它病，余以此方治肺脏、脾脏热毒。故用该方治疗玉粒胬肉侵睛，有特效，记录编为歌诀。

玄参12g　白河参10g　防己10g　升麻7.5g　车前子10g
桑白皮12g　火麻仁6g　杏仁10~12g　大黄3g　黑山栀6~10g
（羚羊角太贵不用也可）

方歌：

状若鱼泡玄参饮，防己升麻黑白参；

车前双皮栀大黄，羚羊不用用二仁；

前贤立方医鱼泡，未言能聊别病情；

经验多次有奇效，胬肉玉粒来侵睛。

治荨麻疹法：

不论远年近月，顽固性的，百发百中不过三剂。

双花30g　薏苡仁24g　茵陈10g　桂枝10g　薄荷4.5g　天虫10g　蝉衣6g　浮萍10g　地肤子10g　防风7.5g　猪苓10g

当归6g　　白芷10g　　皂刺4.5g　　苍术18g

方歌：

风湿疹病火化毒，双花甘草苓归术；

地肤防薄白芷入，蚕蜕锦纹皂刺需；

湿盛茵陈苡仁加，风盛浮萍桂枝取；

如果注射青霉素，外点过敏更加剧。

八、山东扁鹊国医学校八级新生开学典礼上讲话

诸位校委、各位老师、众位同学：

得暇参加八级开学典礼，荣幸备至，欣喜万分。因我虽系校委，但参加开学典礼尚属首次，故谓"千里有缘来相会。"

对本校之创建，我乃参议者之一，故初情大体了解。诚系"创业于危难之时，立业于困惑之秋"。当时境况可概括为"四无"：无校舍、无资金、无教师、无设施。真是"一穷二白"。但柳少逸校长胆识过人，不畏险阻"立足于育人之道，坚定于奉献之心"，为弘扬中医文化，振兴中医事业，呕心沥血，披肝沥胆，硬是于1987年秋办起了全国第一家"山东扁鹊国医学校"。八年来，他风风雨雨、勤勤恳恳、兢兢业业、辛辛苦苦，从无到有，否极泰来，把学校办得秩序井然，特色明显，学生不仅来自全国数省，今年还收取了二名日本研修生。一个小小的县级自办中专学校，誉满全国，蜚声国外，她的知名度携带着少逸校长的治学之道所特有的价值和意义，渗透到许多场所、角落，并以非常的力量支配着众多人们的行动和观念，这就是"神医""半痴"灵魂的传播效应吧！在此，我为本校的迅猛腾飞、健康发展及少逸校长的拼搏奋进、拓展开放、献身育人、济世活人的崇高情操表示崇高敬意；对八级新同学表示热诚欢迎，为全校师生在新的学年里获取更大更多的成绩表示亲切的祝贺！

本校的立学之道，即校训准则有三：亲父母、尊贤良、事师长。这虽系儒家说教，孔圣之言，但对育人成才仍有强大的生命力，这也是本校办得成功、出色的关键所在。所谓亲父母，对你们来说，德、智、体全面发展，争取早日成才即是；尊贤良，就是对正人君子，作风正派，对国家，对人民有贡献的人要尊重、要学

习；事师长，就是要替师长分忧，帮助他们做些应该做的事情，"一日为师终身为父"，要虚心接受他们的所有正确指教。

我与少逸校长，志同道合，彼此笃信，诚心相助，珠联璧合。为建设本校，发扬优势，突出特色，时有面晤，或借书信共商良策，切磋善谋，仅就所记，简而述之，挂一漏万，谬误难免。敬请国光，锡英副校长，孙立芳等老师斧正。

（一）学要勤苦

古云："书山有路勤为径，学海无涯苦作舟"，就是讲的"勤苦"二字。农民是"人勤地不懒"；工人是"人勤多高产"；商者是"人勤多赚钱"等，均讲"人之一生在于勤"。"不吃苦中苦，难得甜中甜"，吃苦是磨炼意志，完成大业的前提，"苦尽甘来"嘛！毛泽东主席对学习也讲"下苦功"呀！古人有"头悬梁""锥刺股""孔光""映雪"之先例，不是值得我们深省和效法的吗？孔夫子"学而时习之，不亦说乎""学而不思则罔""温故而知新"等说教，更是世代流传、学仕遵循的了。

（二）品行端庄

除严格信守学校三条立学之道外，我们还非常信奉从传统道德品行中总结出的六守、八德、八念，因它对同学们的怎样做人、健康成长、早日成才颇有教益，故录之以参考。

六守：仁、义、忠、信、勇、谋

富而不越礼是仁；显而不露是义；肩负责任而尽力是忠（象柳少逸校长就是忠于事业的典范）；办事诚实不透过是信；险而不惧并能取胜是勇；随机应变掌握主动是谋。这六大品质是善行。反之，自私、纵欲、虚伪、嫉妒、易怒，则是恶的品行。多积善，宣扬善光荣；戒除恶、反对恶应该，作恶可耻当除。善恶有报，至期而到。

八德、八念，它被当代儒学家名誉为二十一世纪社会公德的具体道德要求。具体内容：

八德：功高，不专横傲慢；位显，不以权谋私；受荣，不得意忘形；见色，不起淫生邪；临财，不见利忘义；遇挫，不颓衰弱志；待人，讲利他宽宏；营职，比鞠躬尽瘁。

八念：创业建功；待人和气；中体意识；效益效率；爱国守法；遵纪保密；勤俭持家；守信重义。

这一完善的道德水准，吸取了孔圣人到共产党人修养的精华，兼有老庄哲学和禅学思辩的要意；既体现了中华民族高尚情操和传统美德；又反映了现代社会注重效益、效率的社会风尚。谨望我们共同学习，深刻体会、努力实践，争做一个纯粹的人、一个高尚的人、一个脱离低级趣味的人，一个有益于人民的人。

（三）遵纪守法、恪守校规

无规矩不成方圆，无纪律轻得自由。阴阳对立互根，事物辩证统一。国有国法，家有家规，校有校纪。只有模范地、自觉得遵纪守法，才能心情舒畅地、无忧无虑地学习、工作，才能出成绩，生效率。为了报答父母之恩，效忠祖国之事，深信同学都能成为遵纪守法的尖兵，谨盼同学们在学校领导的科学管理和精心教导下，在同学们的刻苦好学、精诚友爱、互相帮助、虚心向上、遵纪守法，敬事师长的良好学风中，我们学校定会在教书育人、发扬中医文化、振兴中医事业方面做出更大贡献，在中华文明史册上增添不可磨灭的光辉一页。

祝全体同志身心健康，万事如意！

谢谢大家！

李明忠

1994年9月1日